Reinhold Kopp

Das Geheimnis schöner Haare

Reinhold Kopp

Das Geheimnis schöner Haare

Mehr Ausstrahlung durch innere Harmonie

Kösel

4. Auflage 2003

Druck und Bindung: Kösel, Kempten
Umschlag: Fortune, München
Umschlagfoto: Roswitha Pross, München
Fotos im Innenteil: Soweit nicht anders vermerkt:
Reinhold Kopp, München
Illustrationen: Ava Chiba, München
ISBN 3-466-30541-1

*Gedruckt auf umweltfreundlich hergestelltem Werkdruckpapier
(säurefrei und chlorfrei gebleicht)*

Inhalt

Vorwort 9
Einleitung 11

Das Geheimnis schöner Haare 13
Frisör und Seelentherapeut 13
Der Frisör – Psychologe und Lebensberater 17
Die Bedeutung unserer Haare 19
Mode und Zeitgeist 21
Das Haar und die Kopfhaut 24
Der Aufbau des Haares 28 • Dauerwelle 30
Färben 30
Haarpflege 33
Haarempfindungsübung 36

Die Psychologie der Haare 39
Der erste Frisörbesuch 39
Die unbewusste Motivation der äußeren Veränderung . . 43
Das Eigenleben unserer Haare 50
Die elektrische Aufladung der Haare 50
Abstehende Haare 53

Die Bedeutung der Haarstruktur 56
Feine, dünne Haare 60
Kräftiges, dickes Haar 64
Glatte Haare, Wellen oder Locken 69

Die Bedeutung der Haarfarbe 75
Die Farben und die Persönlichkeit 79
Blonde Haare oder Hellerfärben 85
Rote Haare 90 • Bunte Haare 92
Dunkle Haare und dunkles Färben 94

Die Bedeutung des Frisurstils 96
Der (Um-)Welt die Stirn bieten 97
Bärte 98 • Scheitelfrisuren 100
Starre Frisuren – starre Haltungen 102
Hohe Frisuren 104 • Flache Frisuren 105
Stumpfe Haarschnitte 106
Gestufte Haarschnitte 107
Asymmetrie 108 • Dauerwellen 108

Haar- und Hautprobleme – Was steckt dahinter? 110
Haarausfall 110 • Haarspliss und trockene Haare 118
Fettige Haare 121 • Schuppen 123
Kraftloses, stumpfes Haar 126
Graue Haare 129

Haare und Körperenergie 135

Haare – Der Schlüssel zum Ich 135

Haare und Energie 144

Persönliche Entwicklung – innen und außen 154

Haare, die Verbindung zum Universum 160
Wie wird der Energiefluss im Körper an den Haaren sichtbar? 165

Ganzheitliche Pflegetipps 173
Die »äußere« Haarpflege 175
Die »innere« Haarpflege 178
Schutzübungen 179
Reinigungsübungen 180
Das tägliche Ritual 181 • Das Abendritual 183
Das Morgenritual 186
Lichtmeditation 187
Erdungsübung 189
Haare und Meditation 190
Die bewusste Ernährung 191
Gesundes Haar zur ganzheitlichen Gesundheit 193

Literaturhinweise 197

Vorwort

Können Sie sich Ihren Frisör als Ihren persönlichen Lebensberater vorstellen? Aus meiner eigenen Erfahrung in der Begegnung mit dem Autor – uneingeschränkt ja!
Beim Frisör werde ich unmittelbar mit meinem Spiegelbild konfrontiert. Ständig steht der Spiegel vor mir. Bin ich über das, was ich sehe, entzückt, oder will ich lieber den Spiegel abdecken? Bin ich mit meinen Haaren zufrieden oder will ich sie verändern? Sind meine Haare etwa Ausdruck meines inneres seelischen Zustandes?
Aufgrund seiner persönlichen Beobachtungen und Erfahrungen über Jahrzehnte hinweg gelingt es Reinhold Kopp sehr umfassend und profund, den Menschen über seine Haare in liebevoller Art zu demaskieren und sein ganzheitliches Wesen über die Haare darzustellen. Seelische Konflikte, Partnerschaftsprobleme, ein gespanntes Verhältnis mit dem Vorgesetzen, Unzufriedenheit mit sich selbst – der Leser wird erstaunt feststellen, wie tief der Einblick in unser Innerstes möglich ist über die gewählte Farbe, die Form, den Schnitt und die Struktur des Haares.
Reinhold Kopp gibt nicht nur fundiert Antwort auf die grundsätzliche Frage, was alles die Haare über uns aussagen, sondern hilft auch bei der Neuorientierung: Wer bin ich? Wie kann ich mich verwirklichen, wie kann ich meine eigene Persönlichkeit

entfalten, den eigenen Typ nach Außen bringen, ohne mich vom Diktat der Mode manipulieren zu lassen?
Die Haare als Anhangsgebilde der Haut – auch von fachwissenschaftlicher Seite gibt dieses Buch dem interessierten Laien Aufschluss über Methoden und Möglichkeiten der Frisör-Handwerkskunst. Zu dieser Kunst gehört es, den Menschen als Ganzes in seiner Einmaligkeit zu sehen. Ist der Frisör dazu in der Lage, ist er wahrlich ein Künstler.
Reinhold Kopp hat durch seine Erfahrung als Frisör und seine psychotherapeutische Tätigkeit entscheidende Weichen gestellt: der Frisör als Lebens- und Persönlichkeitsberater. Die Schönheit, das Individuelle, das Einzigartige eines jeden einzelnen Menschen nach Außen zu bringen mit gut ausgesuchten, natürlichen Hilfsmitteln, dazu ermuntert der Autor in seinem Buch.

Margot Esser,
biodynamische Körper- und Psychotherapeutin und
Geschäftsführerin von Pharmos Naturkosmetik
und Heilmittel GmbH, Uffing

Einleitung

Das Geheimnis schöner Haare ...

Welches Geheimnis können denn Haare haben, werden Sie sich vielleicht fragen. Und das mit Recht, denn Haare sind doch einfach nur Haare, oder ...? – Oder könnte vielleicht sogar ein Zusammenhang bestehen zwischen unseren Haaren und unserem Seelenleben? Und warum haben die Haare und das Aussehen für viele einen so hohen Stellenwert im Leben?

Bevor wir näher auf dieses Thema eingehen, werfen Sie bitte einen kurzen Blick in den Spiegel. Denken Sie kurz an die verschiedenen Frisuren, die Sie in Ihrem Leben schon hatten, und erinnern Sie sich dabei an die verschiedenen Lebensabschnitte. An was können Sie sich sofort erinnern, an was nur noch vage? Wann hatten Sie die schönsten Haare in Ihrem Leben, wann die beste Frisur? Wie sahen Sie als Baby aus, wie als Kind, wie in der Pubertät? Und dann später: Was haben Sie aus Ihren Haaren alles gemacht?

Vielleicht werden Sie schmunzeln, wenn diese Bilder kommen, vielleicht sehnen Sie sich auch nach einer bestimmten Zeit zurück? Und sind Sie momentan mit Ihrem Aussehen zufrieden, mit Ihren Haaren und mit Ihrem Leben? Wie war das in der Vergangenheit?

In diesem Buch möchte ich zeigen, welche Zusammenhänge es zwischen dem Aussehen und unseren inneren Einstellungen

über uns selbst gibt – unseren Einstellungen, die sich sehr deutlich an unseren Haaren zeigen!
Viele Jahre lang durfte ich Entdeckungen machen, wie der Mensch über den Zustand der Haare, des Gesichtes und des Körpers entscheiden kann und dass nur er selbst dafür verantwortlich ist, was er daraus macht. Vielleicht kann ich einigen, die auf der Suche nach ihrem Typ und dem wahren Selbst gerne mit dem Äußeren experimentieren und noch nicht das Richtige für sich gefunden haben, ein paar unnötige Versuche ersparen!
So viel schon im Voraus: *Schönes Haar kann nur von innen kommen – genauso wie Schönheit, Gesundheit und Selbstwert.*
Doch leider hatte ich nicht sehr viele vor mir sitzen im »Frisörstuhl«, von denen ich dies vermittelt bekam, und so hat mich eine Frage am meisten beschäftigt: Warum sind so viele Menschen mit ihrem Aussehen so unzufrieden?!

Das Geheimnis schöner Haare

Frisör und Seelentherapeut

Immer wieder stellen mir Menschen dieselbe Frage: Wie können Sie Frisör *und* »Seelentherapeut« sein, wie passen diese beiden Berufe zusammen, sind sie doch so unterschiedlich?! Und ich frage mich dabei, ob diese denn wirklich so unterschiedlich sind. Jedenfalls ist dies für mich eine wunderbare Kombination, kann ich doch heute über das äußere Erscheinungsbild die innere Welt des Menschen beeinflussen und genauso auch umgekehrt. Manchmal sind ein neuer Haarschnitt und eine Veränderung des Aussehens die beste Therapie – oder Entwicklungsschritte durch Therapiearbeit fordern zu einer Veränderung des äußeren Erscheinungsbildes auf.
Als ich mich in jungen Jahren entschloss, Frisör zu werden, hatte ich diese Verbindungen noch nicht einmal geahnt ... und eigentlich wollte ich gar nicht Frisör werden. Ich wuchs aber in einer Frisörfamilie auf und war somit »vorbelastet«. Meine Eltern hatten den größten Frisörsalon, den es zur damaligen Zeit in München gab. Dieser war 500 Quadratmeter groß, 60 Mitarbeiter waren dort beschäftigt. Mein Vater war weit über Deutschlands Grenzen hinaus als sehr erfolgreicher Frisör bekannt und erzählt heute noch mit Begeisterung von seinen

Erfolgen. Er hat viele nationale und internationale Preise beim Wettfrisieren gewonnen, und in den Zeitungen wurde oft darüber berichtet. Ich kann mich noch gut daran erinnern, wie die Kunden morgens Schlange standen und darauf warteten, dass der Salon öffnete.

Einen Teil meiner Kindheit verbrachte ich also in einem Frisörsalon. Ich wollte zwar ursprünglich Banker werden, doch mein Vater verstand es, mich für den Beruf des Frisörs zu interessieren. Und seine Beziehungen öffneten mir viele Türen. So konnte ich schon in meiner Lehrzeit verschiedene Geschäfte kennen lernen, um so viel wie möglich über die Kunst des Haaremachens zu erfahren. Nach kurzer Zeit nahm ich auch an Meisterschaften teil, frisierte für Modeveranstaltungen und arbeitete vor Publikum auf der Bühne. Bei der Zusammenarbeit mit einer Beautyfarm wurde ich besonders mit der Unzufriedenheit vieler Kunden mit ihrem Aussehen konfrontiert. So erlebte ich beruflich viel Abwechslung und wusste sehr schnell, dass ich mich selbständig machen wollte.

Mit 23 Jahren eröffnete ich meinen eigenen Salon in München und wurde kurze Zeit später von der Frisörindustrie engagiert. Ich schulte Frisöre und Frisörsalons in ganz Deutschland und war auf vielen Modetourneen unterwegs. Auf dem Jahresprogramm standen außerdem Fortbildungen in Mailand, London, Paris und New York. Ich lernte viele international bekannte Frisöre kennen.

Nach ein paar Jahren hatte ich es geschafft, selbst als Haarschneideexperte bekannt zu sein, und arbeitete für den größten Frisörkonzern. Ich hatte Freude am Reisen und war ungefähr 40 Wochenenden im Jahr beruflich unterwegs. Mein Geschäft florierte und so verdiente ich auch ordentlich.

Der große Erfolg hatte viel Spaß gemacht, jedoch hatte er auch seinen Preis. Mit 28 Jahren machte mir ein Freund bewusst, wie ich meinen Körper überbeanspruchte. Durch den ständigen Stress hatte ich Rückenschmerzen, verschiedene Allergien, und außerdem war ich ziemlich ruhelos geworden. Alles deutliche Zeichen, das Leben zu verändern. Eine Beziehungskrise war schließlich Anstoß, mich mit der Psychologie zu beschäftigen.

Ich hatte zu dieser Zeit alles erreicht, was ich mir vorgenommen hatte, war aber trotzdem unzufrieden mit meinem Leben. In der Therapie erkannte ich, wie sehr ich mein Glück im Außen suchte, und stand vor einem Loch. Durch eine Astrologin wurde ich auf einen neuen Weg aufmerksam und sah die Lernzwecke meines bisherigen Lebens. Das Geschäft lief weiter mit viel geringerem Einsatz, mein Leben änderte sich aber radikal: gesunde Ernährung, kein Alkohol und Nikotin mehr, Unterricht in Yoga und Meditation und viel Zeit für mich selbst.

Nach weiteren zwei Jahren verkaufte ich mein Geschäft und legte meine Arbeit für die Industrie nieder. Ich entschloss mich für eine Ausbildung zum Psychotherapeuten über den Weg des Heilpraktikers. Ich erholte mich zusehends und bemerkte unglaubliche Veränderungen an meinem Körper, meinem Aussehen – und besonders an meinen Haaren: Je mehr ich wieder ich selbst war, desto kräftiger wurden meine Haare. Sie glänzten wieder, und meine Locken, die ich als Kind hatte, kamen zurück! So wurde mir klar, dass meine Haare starker Ausdruck meines Wohlbefindens sind, und ich begann, mich mit diesem Aspekt näher auseinander zu setzen.

Heute bin ich zwei Tage pro Woche als Frisör tätig, zwei Tage arbeite ich in meiner Praxis für Persönlichkeitsentwicklung. Meinen Schwerpunkt setze ich auf das Erkennen des Unbewussten, der Motivationen, Begrenzungen und Ängste, die aus dem Unterbewusstsein kommen und verhindern, dass wir ganz in unsere Fülle kommen, zu Glück, innerem Frieden und Harmonie mit uns selbst, im tiefsten Inneren wie im Äußeren. Heute bin ich der festen Überzeugung, dass sich unser Leben aus dem Inneren unserer Seele gestaltet und alle Selbstzweifel und Unsicherheiten unser Aussehen und unser Wohlbefinden beeinflussen. Jeder von uns hat das am eigenen Leib schon erlebt. An einem Tag, an dem wir uns nicht gut fühlen, können wir auch nicht mit unserem Äußeren zufrieden sein. Und je mehr wir versuchen, daran etwas zu ändern, desto größer wird die Unzufriedenheit.

Wir unterliegen der Illusion zu denken, wir könnten uns so sehen, wie wir sind. In Wirklichkeit spiegeln sich in unserem Aussehen die unterschiedlichen Fassetten unseres Seelenlebens. Und genau aus diesem Grunde bin ich davon überzeugt, dass sich diese beiden Berufe Frisör und Psychotherapeut hervorragend ergänzen. Bei den Wünschen der äußeren Veränderungen beschreiben die Menschen unbewusst ihre Wünsche der inneren Entwicklung. Die Seele kennt das optimale Erscheinungsbild ganz genau, doch häufig ist es schwierig, diesem gerecht zu werden.

Der Frisör – Psychologe und Lebensberater

Das Berufsbild des Frisörs hat ganz unterschiedliche Akzeptanz in der Bevölkerung. Für viele übt der Frisör einfach nur einen Handwerksberuf aus, ähnlich wie der Schneider, Schreiner oder Maler. Man geht zu ihm und lässt sich die Haare schneiden, färben oder umformen, genießt die Kopfmassage beim Haarewaschen und hat für die nächsten Wochen wieder eine schöne Frisur. Schon immer war es eine angenehme Randerscheinung des Frisörbesuches, dass man Neuigkeiten erfuhr und sich über die verschiedensten Themen unterhalten konnte, wenn man wollte. Einige sehen ihren Frisör auch als geduldigen Zuhörer, der für die nächsten ein bis zwei Stunden sein Ohr zur Verfügung stellen muss, denn der Kunde ist König. Daher auch der Witz »Dein Frisör ist gestorben? Warum erzählst du ihm das nicht?«

In den letzten Jahrzehnten wurde viel unternommen, um das Image des Frisörberufes zu verbessern, und in der Folge ist sein Ansehen in der Bevölkerung sehr gestiegen. »Dein Frisör – Modeberater und Psychologe« war ein Slogan, mit dem die Frisörinnung für neue Ausbildungsplätze warb. Viele junge Leute werden heute Frisör mit hohen Erwartungen und Berufszielen. So ist das »Haaremachen« nur noch ein Teilbereich der Ausbildung. An wichtigster Stelle steht jetzt dagegen der Umgang mit dem Menschen. Das fachliche Können macht nicht einmal 50 Prozent des Erfolges eines guten Frisörs aus, es ist das Einfühlungsvermögen, das zählt. So wählen auch immer mehr Auszubildende mit mittlerer Reife oder Abitur den Beruf. Die

Frisörlehre kann ein Einstieg für verschiedenste Berufe sein wie zum Beispiel Maskenbildner oder Stylist, sie ist auch Voraussetzung für so manche Geschäftskarriere. Wenn man Interesse an Menschen hat, ist der Frisörberuf ideal. Es gibt wenig andere Berufe mit der Gelegenheit, Menschen so nahe zu kommen.

Im Zeitalter der Kommunikation fehlt den Menschen zunehmend die Kommunikation – absurd, und doch wahr. Wir sind zwar jederzeit erreichbar, doch die Möglichkeiten der Aussprache mit anderen werden offenbar immer weniger. Oft habe ich schon nach kürzester Zeit die intimsten Gespräche mit meinen Kunden, auch wenn ich sie vorher noch nie gesehen habe. Das hat für mich viel mit der Berührung des Kopfes zu tun, die sofort ein inniges Vertrauensverhältnis schafft. Fühlt sich der Mensch gut aufgehoben, ist er bereit, sich zu öffnen und sich zu zeigen, so wie er ist. Voraussetzung dafür ist natürlich auch das Gefühl, vom Gegenüber verstanden und respektiert zu werden. Es kommt noch dazu, dass es nicht leicht ist, sich etwas vorzumachen, wenn man eine bestimmte Zeit vor dem Spiegel sitzt und sich dabei selbst gut beobachten kann, wenn man gezwungen ist, sich ins Gesicht zu schauen und sich mit sich selbst auseinander zu setzen. Viele gehen deshalb dieser Möglichkeit aus dem Weg, indem sie sich ablenken, zum Beispiel durch das Lesen der ausliegenden neuesten Klatschzeitungen.

Vielen fällt es schwer, sich bewusst im Spiegel zu betrachten. An eine Kundin erinnere ich mich ganz besonders, die mich jedes Mal bat, den Spiegel vor ihr abzuhängen. Sie mochte sich einfach nicht mehr sehen. Sehr interessant waren auch die unterschiedlichsten Begleitkommentare der eigenen Geringschätzung vor dem Spiegel. Die Palette beinhaltete alles, was

nur an Selbstkritik möglich ist. So hat der Frisör manchmal die Aufgabe, den Kunden aus seiner negativen Stimmung herauszuholen.
Sehr häufig bemerke ich, dass ich eine andere Person vertreten muss, meistens den Lebenspartner, mit dem ein intimes Gespräch scheinbar nicht möglich ist, oder den Chef beziehungsweise den Vater, der anstehenden Klärungen aus dem Weg geht. So wird das Problem auf die Haare verlagert.
Oft ist der Frisörbesuch eine Art Ersatzbefriedigung und eine unbefriedigende Lebenssituation steht hinter der »äußeren Veränderung«. Denken Sie nur einmal daran, was passiert, wenn wir uns aus Beziehungen lösen: Häufig wird die Frisur verändert und neue Kleidung gekauft. Wir setzen bewusst ein Zeichen im Außen: Jetzt wird alles anders.
Somit ist der Frisör sehr schnell in der Rolle des Psychologen und Lebensberaters – und auch mit Recht, denn er begleitet seine Kunden durch gute und durch schlechte Zeiten. Und wenn er aufmerksam ist, spürt er die Veränderungen sofort am Zustand der Haare.

Die Bedeutung unserer Haare

In unserer Gesellschaft haben Haare hohen Stellenwert. Ihre frühere Schutzfunktion ist zwar weitgehend verloren gegangen, als Schmuck und Ausdruck der Persönlichkeit ist die Bedeutung der Haare aber wichtiger denn je. Der erste Eindruck bei der Begegnung mit noch unbekannten Menschen wird entscheidend über das Aussehen und die Frisur geprägt. Das

Urteil über Sympathie oder Antipathie fällt in den ersten Sekunden einer neuen Begegnung oft unbewusst auf Grund der äußeren Erscheinung. Die psychologische Bedeutung von Haaren ist außerordentlich wichtig, zumal sie ein sekundäres Geschlechtsmerkmal darstellen, das man im Gegensatz zu den primären offen in der Öffentlichkeit zeigen darf. In gewisser Weise ist Haarverlust ein Verlust von Energie und symbolisiert damit auch einen Verlust von Sexualität.
Mönche rasieren ihr Haar als Zeichen dafür, die äußere Freiheit und Macht aufzugeben. Und in der Geschichte kam es immer wieder vor, dass Haare als Symbol der Bestrafung abgeschoren wurden. Heute ist so etwas zwar nicht mehr üblich, doch dienen Haare immer wieder dazu, Selbstbestrafung zu demonstrieren.
Ein häufiger Wechsel der Frisur ist ein Zeichen der Suche nach der eigenen Wirkung und der Suche nach der eigenen Identität. Nichts ist am eigenen Körper so einfach zu verändern wie die Form und die Farbe der Haare. Und das Risiko ist wesentlich geringer als beispielsweise bei einer Schönheitsoperation. Sicherlich haben Sie auch schon mal Ihre Frisur geändert, bevor oder während Sie Ihr Leben verändert haben. Das ist auch gut so und sehr wichtig. Veränderungen der Persönlichkeit sollten der Umwelt über das Aussehen mitgeteilt werden.
Dazu ein Beispiel: Stellen Sie sich vor, Sie haben über einen längeren Zeitraum Ihr Outfit und Ihre Frisur den Wünschen Ihres Partners angepasst, obwohl Sie schon lange den Wunsch nach Veränderung hatten. Dies war nicht der einzige Bereich, wo Sie Ihrem Lebenspartner zuliebe zurückgesteckt haben. Mit der Zeit wird Ihre Unzufriedenheit größer, und da Ihr Partner nicht auf Sie eingehen möchte, beschließen Sie, die Beziehung zu beenden. Sie gehen zum Frisör und bemerken, dass dieser

Schritt eigentlich schon längst fällig war. Es tut Ihnen gut, wieder nach dem eigenen Willen zu handeln, und Sie teilen dies mit der neuen Frisur auch Ihrer Umwelt mit.
Ein wichtiger Schritt, den ich so oder ähnlich oft als Frisör erlebt habe. Schon immer waren Haare Ausdruck einer inneren Haltung, Ausdruck einer bestimmten Zugehörigkeit und Ausdruck verschiedener Zeitepochen. Wenn wir die Geschichte betrachten, hatte jede Zeit auch »ihre« Frisur. Denken wir nur an die kunstvollen Zeiten des Barocks, Rokokos, der Renaissance usw., usw. Viele Veränderungen der Gesellschaft wurden mit neuen Frisuren und mit neuen Kleidern zum Ausdruck gebracht, wie zum Beispiel in den 20er-Jahren. Heute ist so ziemlich alles erlaubt, und auch die wildesten Punkfrisuren erwecken kein besonderes Aufsehen mehr.

Mode und Zeitgeist

Schöne Haare zeugen auch von Wohlergehen, Gesundheit und Vitalität, von Sinnlichkeit und Sexualität sowie von Reichtum und Wohlstand. Die »bessere« Gesellschaft demonstrierte dies schon immer auf ihrem Kopf. Das schönste Kleidungsstück kann nicht zur Geltung kommen, wenn die Haare nicht stimmen, oder wie ein guter Freund meines Vaters immer zu sagen pflegte: Der Kopf ist das Wichtigste, die Könige werden am Kopf gekrönt, nicht am Hintern. So ist es nicht verwunderlich, dass mit viel Aufwand versucht wird, das Beste aus den Haaren herauszuholen.
Die Modemacher verstehen das Geschäft mit der Eitelkeit. Sie

haben ein gutes Gespür, was die Gesellschaft zu den verschiedenen Zeiten zum Selbstausdruck fordert. Häufig entstand Mode in der Bevölkerung auch schon von selbst, wenn wirtschaftliche Not- und Hochzeiten das Erscheinungsbild der Menschen verändert haben. Massenidole, revolutionäre Veränderungen und auch Kriege trugen ihren Anteil dazu bei. Neue Frisurentrends waren immer schon Ausdruck eines neuen Lebensstils.

Seit Anfang der 90er-Jahre ist das einheitliche Modediktat aber weitgehend verschwunden, viele verschiedene Moderichtungen haben nebeneinander ihren Platz gefunden. Noch zu keiner Zeit war die Modepalette so vielseitig und schnelllebig wie heute, was es besonders den jungen Menschen nicht immer einfach macht, den »richtigen Stil« zu finden. Das Überangebot der Gegenwart verwirrt eher, als dass es unterstützt, und die Industrie weiß dies geschickt einzusetzen. Mehrmals im Jahr werden neue Trends präsentiert, die Medienvielfalt erleichtert die Streuung. Dabei geht es nur um ein Ziel: Jahr für Jahr die Umsätze zu steigern, ohne Rücksicht auf Verluste.

Mehrere Jahre lang hatte ich Gelegenheit, einen kleinen Einblick in das System der Modewelt zu bekommen. Als erfolgreicher und bekannter Frisör wurde ich als Sprachrohr für andere Frisöre eingesetzt. Dabei wurden keine Kosten und Mühen gescheut, denn meine Aussagen über neue Trends und Produkte hatten bei den Industriekunden großes Gewicht. Zu dieser Zeit wurde mir klar, wie leicht wir durch Mode steuerbar sind, besonders wenn das Selbstwertgefühl von der Bestätigung der Umwelt abhängig ist. Doch leider hat dies auch einen sehr hohen Preis. Unsere Gesellschaft definiert sich zunehmend über äußere Werte. Und auf der Strecke bleibt dabei die innere Entwicklung, denn das wahre Selbst geht dabei zunehmend verloren.

Es soll nicht der Eindruck entstehen, dass ich grundsätzlich gegen Mode bin. Richtig dosiert hat sie etwas sehr Schönes und gibt immer wieder neue und wichtige Impulse. Mode darf uns aber nicht diktieren, unser Wohlbefinden darf nicht ausschließlich abhängig von unserem Outfit sein. Mode kann sehr schnell zu einem Wettlauf werden, zu einem Konkurrenzkampf, und setzt uns somit unter Druck. Komme ich an bei den anderen, werde ich akzeptiert? Sehr modisch orientierte Menschen möchten ein Signal setzen, unbewusst möchten sie über ihr Äußeres oft etwas demonstrieren, das sie in ihrem Inneren nicht so ausdrücken können, wie sie eigentlich wollen: Schau mich an, wie schön ich mich (für dich) gemacht habe! Bin ich nicht etwas Besonderes? Bin ich nicht besonders liebenswert? Das habe ich doch gut gemacht, oder?!

Solange wir uns der inneren Motivation, uns von anderen abzuheben, nicht bewusst sind, schafft Mode eher Distanz. Dies zeigt uns am besten die Modefarbe, die am meisten verkauft wird: Schwarz. Seit vielen Jahren steht sie ganz oben in den Hitlisten der Verkaufszahlen. Für mich ist sie die Farbe, die uns am besten abgrenzt, schützt und unnahbar macht. So wird auch zunehmend das Bild unserer Gesellschaft. Äußerlich zeigt sie sich von ihrer besten Seite, fortschrittlich, erfolgreich und »modern«. Ob es im Inneren dabei brodelt, geht keinen etwas an. Und die Schnelllebigkeit unserer Mode beschreibt den Wettlauf mit unseren Gefühlen und der Sehnsucht nach »innerer Zufriedenheit«.

Das Haar und die Kopfhaut

Nachdem wir uns schon kurz mit der Bedeutung der Haare beschäftigt haben, ist es jetzt an der Zeit, unsere Haare auch einmal aus der wissenschaftlichen Sicht zu betrachten.

Wie ich schon kurz angedeutet habe, sollten unsere Haare ursprünglich zum Beispiel vor Sonnenstrahlen und Kälte schützen, heute jedoch steht ihre schmückende Funktion im Vordergrund. Nur noch die Haare in Nase und Ohren (Staub) und die Augenbrauen und Wimpern (Schweiß) haben echte Schutzfunktionen. Das Haar ist ein Anhangsgebilde der Haut und in seiner Beschaffenheit vom Gesundheitszustand und der Art der Pflege des ganzen Körpers abhängig. Es dient uns auch als Tastsinnübermittler und meldet leichteste Berührungen oder den leisesten Wind. Dies geschieht über die Nerven, die zum Haar führen.

Jeder Mensch hat durchschnittlich 90 000 Haare auf dem Kopf, bei Rot- und Schwarzhaarigen sind es etwas weniger, bei Blond- und Braunhaarigen etwas mehr, davon ca. 100 bis 200 Haare auf einem Quadratzentimeter der Kopfhaut.

Es gibt drei verschiedene Haararten beim Erwachsenen:

Langhaare:	Kopf-, Bart-, Achsel- und Schambehaarung;
Borstenhaare:	Augenbrauen, Wimpern, Ohren- und Nasenhaare;
Woll- und Flaumhaare:	die mehr oder weniger entwickelte übrige Körperbehaarung.

Das erste Haarkleid entsteht etwa ab dem dritten Monat nach der Befruchtung beim Fötus, indem die Keimzone der Epidermis (Oberhaut) eine Ausbuchtung bildet, aus der sich der

Haarfollikel mit seinen Anhangsgebilden entwickelt. Diese Haare fallen jedoch schon in den letzten Monaten der Schwangerschaft oder im ersten Lebensjahr aus und werden durch normale Behaarung ersetzt.
Der Haarfollikel (Follikel = »kleiner Schlauch«) bestimmt die Wuchsrichtung und den Fall der Haare durch seine Schräglage in den verschiedenen Hautschichten, in der Oberhaut, Lederhaut und im Unterhautfettgewebe. Er besteht aus inneren und äußeren Wurzelscheiden sowie dem Haarbalg und umgibt den in der Haut befindlichen Teil des Haares, die Haarwurzel.
Das Haar wächst aus dem unteren Ende der Haarwurzel – der

Der Haarfollikel von (a) glattem und (b) naturgewelltem Haar

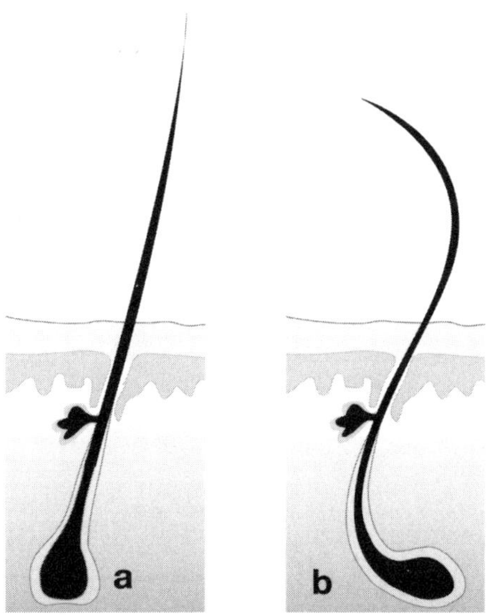

Haarzwiebel. Dort werden von den Matrix- beziehungsweise Mutterzellen ständig neue Zellen gebildet und nach oben geschoben. Das Haar formt sich dabei und die Zellen verhornen langsam im zweiten Drittel der Haarwurzel. Außerhalb der Kopfhaut sind nur die bereits verhornten Zellen sichtbar.

Durchschnittlich wachsen die Kopfhaare zwischen 0,8 und 1,2 Zentimeter im Monat, Barthaare zwischen 0,6 und 0,8 Millimeter am Tag. Die Wachstumsgeschwindigkeit wird übrigens nicht durch die Häufigkeit des Schneidens oder Rasierens beeinflusst. So wie das Haar im Haarfollikel entsteht, glatt oder gewellt (gebogen), so tritt es auch aus der Kopfhaut.

Das Haar in der Haut

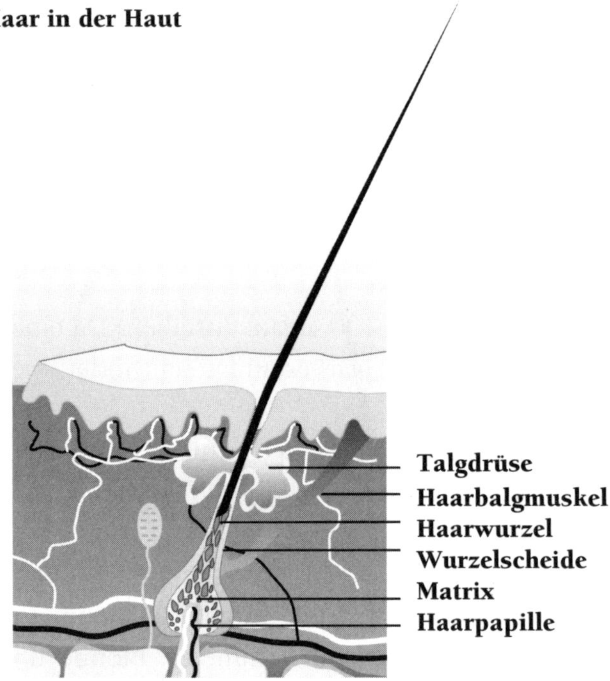

Die Haarfarbe wird von den Melanozyten gebildet – den Zellen zwischen den Matrixzellen. Der Farbstoff des Haares, das Melanin, setzt sich aus den größeren, dunklen, matten Melanokeratiden und den kleineren, rötlich gelben Rhodokeratiden zusammen. Das Mischungsverhältnis dieser Pigmente ergibt die Haarfarbe. Graues Haar ist eine Mischung aus unpigmentierten, weißen und pigmentierten Haaren.

Ein Haar wird durchschnittlich fünf bis sechs Jahre alt und dabei 60 bis 80 Zentimeter lang. In der Wachstumsphase, in der sich etwa 85 Prozent der Haare befinden, bilden die Matrixzellen ständig neue Zellen, das Haar wächst. Dann folgt die Übergangsphase von zwei bis drei Wochen, in der das Haar von der Haarpapille (= Teil der Haarzwiebel am untersten Ende der Haarwurzel) getrennt wird und keine weiteren Zellen mehr entstehen. In der zwei- bis viermonatigen Ruhephase erholt sich die Haarpapille, bevor eine neue Wachstumsphase beginnt – eine erneuerte Papille beginnt wieder Zellen zu produzieren. Das »alte« Haar wird dann aus dem Follikel geschoben. Ca. 15 Prozent der Haare befinden sich in dieser Erneuerungsphase, gleichmäßig über die Kopfhaut verteilt, so dass keine kahlen Stellen entstehen.

Pro Tag können bis zu 100 Haare ausfallen. Da eine fortwährende Erneuerung des Haarbestandes stattfindet, bleibt dieser insgesamt konstant.

Das Haar besteht aus Keratin (verhorntes Eiweiß), die Elemente Kohlenstoff, Sauerstoff, Stickstoff, Wasserstoff und Schwefel sind an seinem Aufbau beteiligt.

Der Querschnitt des Haares ist rundlich, oval. Die Stärke der Haare beträgt zwischen 0,04 und 0,12 Millimeter, durchschnittlich liegt sie bei 0,06 Millimeter. Blonde und braune Haare sind meist dünner als rötliche und schwarze.

Der Aufbau des Haares

Das Haar setzt sich aus drei Schichten zusammen:
Die Oberfläche (= *Schuppenschicht*) besteht aus übereinander greifenden flachen Zellen, die das Haar wie ein Schuppenpanzer schützend umgeben. Sechs bis zehn Zelllagen sind hier durch eine Kittsubstanz verbunden. Die Beschaffenheit dieser transparenten Schicht ist für das Aussehen des Haares von großer Bedeutung. Bei gesunden Haaren liegen die Schüppchen flach an und bilden eine glatte Oberfläche. Das Licht kann gut reflektieren, die Haare glänzen und wirken gesund. Man kann sich das wie einen Tannenzapfen vorstellen, bei dem die Oberfläche noch ganz geschlossen ist. Wird das Haar chemisch behandelt (das geschieht meistens mit alkalischen Laugen), öffnet sich die Schuppenschicht und die Wirkstoffe dringen ins Haar ein. Dabei wird die Schicht beschädigt oder sogar teilweise zerstört. Die Folge ist dann stumpfes, glanzloses Haar.
Unter der Schuppenschicht liegt die *Faserschicht*, der Hauptbestandteil des Haares. Sie besteht aus einer großen Zahl feinster kleiner Keratinfasern, den so genannten Fibrillen, die zu Faserstrangbündeln zusammengefasst sind. Diese sind ebenfalls in eine Kittsubstanz eingebettet. In der Faserschicht geschehen die wesentlichen Vorgänge chemischer Behandlungen wie zum Beispiel Dauerwellen, Färben, Blondieren usw. Auch die Farbpigmente sind in der Faserschicht eingelagert. Durch Witterungseinflüsse (beispielsweise Sonne, Salzwasser) und durch chemische Einwirkungen wird das Keratin in der Faserschicht ausgelaugt und die Struktur des Haares beschädigt.
Die dritte, innerste Schicht des Haares ist der *Markkanal*, der mit einer schwammigen Masse, dem Mark, gefüllt ist. Diese

Schicht beeinflusst die Struktur, das Aussehen und die Eigenschaften des Haares nicht.
Die Kenntnisse über den Aufbau der Haare sind besonders für chemische und physikalische Veränderungen wichtig. Die größten Erfolge bei der Haarveränderung sind im 20. Jahrhundert gelungen, wie zum Beispiel die Dauer- und Kaltwelle. Auch ein großes Spektrum der farblichen Veränderungsmöglichkeiten kam in diesem Jahrhundert auf den Markt. – Doch was passiert eigentlich genau mit den Haaren beim Eingriff von außen?

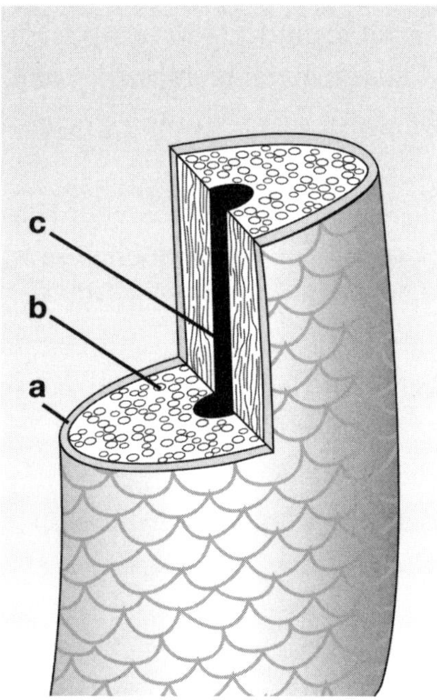

Der Aufbau des Haares

a) Schuppenschicht
b) Faserschicht
c) Mark

Dauerwelle

Zunächst wird die Schuppenschicht des Haares geöffnet beziehungsweise aufgeweicht, damit die Dauerwellflüssigkeit eindringen und die bestehenden Disulfidbrücken des Haares teilweise spalten kann. Anschließend wird das erweichte Haar in seiner neuen Form (der des Wicklers) fixiert. Dies geschieht mit einem Oxidationsmittel (meist Wasserstoffperoxid) und einem Neutralisationsmittel (organische Säuren). Dabei wird Wasserstoff entzogen und Sauerstoff angelagert, wodurch sich die Disulfidbrücken wieder neu bilden können. So weit kurz gefasst der chemische Vorgang bei der Dauerwelle.
In der Regel verträgt gesundes Haar diese Prozedur einmal recht gut. Bei wiederholten Behandlungen kommt es jedoch meist zur Schädigung der Haarstruktur. Das Haar verliert dann an Leuchtkraft, Farbe und Glanz. Es ist nicht mehr voll belastbar.

Färben

Es gibt verschiedenste Möglichkeiten, die Haare zu färben. Dazu gehören:

Pflanzenfarben

Die Natur bietet dafür verschiedene Farbstoffe, zum Beispiel Henna, Reng, Sumack, Kamille, Walnuss und Eichenrinde. Die trockenen, gemahlenen Pflanzenteile werden mit heißem Was-

ser zu einem Brei verrührt und dieser wird auf das Haar gestrichen. Die Haare erhalten beim Färben eine Anlagerung von Farbpigmenten, so dass die eigenen Pigmente und die Haarstruktur nicht verändert oder geschädigt werden, vielmehr hat das Färben zusammenziehende, schließende Wirkung durch die Gerbsäure, die in den Pflanzen enthalten ist.
Leider ist der Farbton nicht immer hundertprozentig bestimmbar und kann je nach Ernte der Pflanzen unterschiedlich ausfallen. Bei Produkten aus Entwicklungsländern können in den Farbpulvern Metallsalze enthalten sein, die beim Färben die Haarstruktur schließlich doch schädigen. Es sollten deshalb am besten Produkte aus kontrolliertem biologischem Anbau verwendet werden.
Von den meisten Kundinnen und Kunden wird das natürliche Färben als eine sehr angenehme, natürlich riechende und pflegende Behandlung empfunden.

Tönen

Tönungen sind Präparate, die synthetisch hergestellte Farbstoffe enthalten. Durch positive und negative Ladung dringen diese Farbstoffe unterschiedlich weit in das Haar ein und haften an ihm. Die Haarstruktur wird beim Tönen nicht beeinträchtigt, durch die Anlagerung von Farbstoffen erhält es zusätzlich eine äußere Schicht und kann dadurch sogar dicker wirken. Es entsteht beim Nachwachsen der Haare kein Ansatz.
Doch *Vorsicht*: Viele Präparate, die auf dem Markt als Tönung angeboten werden, sind keine Tönungen, sondern oxidative Haarfarben (siehe unten). Am besten kann man Tönungen daran erkennen, dass sie gebrauchsfertig aus der Verpackung

kommen. Muss man vor dem Gebrauch zwei oder mehrere Tuben zusammenmischen, ist immer ein Oxidant enthalten. Auch durch den Geruch unterscheiden sich Tönungen deutlich von Haarfarben. Oxidative Haarfarben haben immer einen leicht stechenden Geruch. Achten Sie auch auf die Inhaltsangaben!

Colorationen oder Oxidationshaarfarben

Die Präparate setzen sich aus Farbbildnern, Nuancierungsfarbstoffen, Ammoniak und Wasserstoffperoxid als Oxidationsmittel zusammen. Sie enthalten neben fertigen Farbpigmenten auch kleine Moleküle unentwickelter Farbstoffe, die sich mit Hilfe von Sauerstoff zu größeren Farbmolekülen verbinden. Bei der Quellung des Haares dringt die künstliche Haarfarbe in die Faserschicht vor und verändert oder zerstört teilweise die natureigenen Farbpigmente.
Wie bei der Dauerwelle verträgt dies das Haar einmal sehr gut, bei wiederholter Behandlung treten jedoch Haarschädigungen auf.

Blondieren und Hellerfärben

Blondiercremes bestehen hauptsächlich aus Alkalisierungsmitteln und Oxidationsmitteln. Die Alkalisierungsmittel machen das Haar aufnahmefähig und neutralisieren die stabilisierende Säure der Wasserstoffperoxidlösung. Der atomare Sauerstoff aus den Oxidationsmitteln oxidiert die Pigmente und hellt sie auf. Wegen der starken Alkalität und der hohen Oxidations-

mittelkonzentration bedeutet dieser Vorgang eine erhebliche Belastung und Beeinträchtigung der Haarstruktur und der Kopfhaut.
Blondiertes Haar ist meist sehr schwammig, kraftlos und sehr empfindlich.

Strähnen

Sehr beliebt ist, dunkle Haare (zum Beispiel Braun) mit hellen Strähnen (Blond) aufzuhellen. Beim Strähnen wiederholt sich derselbe Vorgang wie beim Färben oder Blondieren. Der Vorteil dieser Methode ist, dass ein Teil der Naturhaarfarbe erhalten bleibt und somit der Unterschied zu den nachwachsenden Haaren weniger auffällt. Es wird auch nur ein Teil der Haare durch das Färben oder Blondieren strapaziert.
Strähnen erfordern von allen Färbemöglichkeiten den höchsten Arbeitsaufwand und sind aus diesem Grund am teuersten.

Haarpflege

Wie schon kurz erwähnt, ist das Keratin, aus dem das Haar hauptsächlich besteht, ein verhornter Eiweißstoff. Grundbausteine der Eiweißstoffe sind verschiedene Aminosäuren. Als strukturverbessernde Zusätze in Haarkuren und Shampoos werden daher häufig Proteine in Form von Eiweißspaltprodukten beigemengt. Sie haben pflegende Wirkung bei einer Schädigung des Keratins. Die Pflegestoffe legen sich um das Haar

herum und füllen die Strukturschäden auf, können sie aber nicht reparieren. Beim Haarewaschen wird ein Teil der angelagerten Pflegestoffe zudem wieder mit ausgewaschen.
Wenn wir in der Natur etwas Vergleichbares zum Haar suchen, eignet sich am besten der Baum. Haar und Baum haben einen sehr ähnlichen Aufbau: Sie haben eine Wurzel, einen Stamm, eine Spitze und bestehen aus verschiedenen Schichten. Die wichtigste Voraussetzung für das Gedeihen eines Baumes ist gesunder Boden. Fest verwurzelt stellt sich der Baum den Witterungseinflüssen. Steht er auf wackeligem Boden oder wird er ständig im Wachstum gestört, wird er bald seine Kraft verlieren. Nehmen die Wurzeln Giftstoffe aus dem Boden auf, schadet dies genauso. Die sichtbaren Haare außerhalb der Haut sind mit dem Teil des Baumes vergleichbar, der aus der Erde herausragt.
Würden Sie einen Baum alle vier Wochen umfärben oder mit chemischen Mitteln in eine andere Form biegen? Wohl eher nicht. Bei Haaren stellen wir diese Überlegung aber erst gar nicht an. Eine Menge von Haarpflegepräparaten wäre unnötig, wenn wir unsere Haare schonender behandeln würden. Dies gilt übrigens für den gesamten Körper und die Einnahme vieler Medikamente.
Biologisch gesehen sind Haare »Anhangsgebilde der Haut«, nichts weiter. Wenn wir jedoch überlegen, dass allein in Deutschland etwa 3,3 Milliarden DM jährlich nur für die Haare ausgegeben werden, bekommen sie schnell einen anderen Stellenwert. Ob das Geld sinnvoll investiert wird, ist eine andere Frage. Fest steht jedenfalls, dass wir bereit sind, viel für unser Äußeres, speziell für die Haare auszugeben. Die Werbung verspricht viel, was nicht zu halten ist. Und ist das Haar erst einmal geschädigt, lässt es sich nicht mehr reparieren. Dann

hilft nur noch abschneiden und neu und gesund nachwachsen lassen – genauso wie beim geschädigten Baum.
Vielleicht denken Sie also in Zukunft an einen Baum, wenn Sie wieder etwas mit Ihren Haaren unternehmen. Pflegen Sie es liebevoll, nehmen Sie es an, wie es von Natur aus ist, und hören Sie damit auf, Ihr Haar anders haben zu wollen, als es ist. Unsere Haare sind ein wundervolles Geschenk der Natur und sie sind am schönsten, wenn sie sich auch natürlich entfalten können. Denken Sie positiv über Ihre Haare und Ihr Aussehen und schränken Sie sich nicht selbst ein, indem Sie anderen Idealen hinterherlaufen. Positives Denken ist der gesunde Boden für Ihre Haare – wie gute Erde für den Baum.
Das ist auch der Schlüssel zur eigenen Schönheit: In dem Moment, in dem Sie alles an sich mit Dankbarkeit annehmen und so sein lassen, wie es ist, ohne Selbsteinschränkung, in dem Moment kann sich die Schönheit von innen entwickeln, voll und ganz. Und viel Geld können Sie auch dabei sparen, denn Sie beginnen, ihren eigenen Typ, der einzigartig ist, zu untermalen und mit geringsten Mitteln zu unterstützen, anstatt ihn in eine bestimmte Richtung zu manipulieren.
Ich weiß, das hört sich in der Theorie ganz einfach an, doch meine Erfahrung ist, dass es zu den schwierigsten Aufgaben gehört, sich selbst anzunehmen, so wie man ist. Aber vielleicht können Sie mit einem kleinen, aber wichtigen persönlichen Teil von sich beginnen, mit Ihren Haaren!

Haarempfindungsübung

Diese Übung soll Ihnen helfen, über Ihr Selbstbild genauere Kenntnisse zu erlangen. Sie benötigen mindestens 15 Minuten Zeit und anschließend eine Ruhephase, um das Erlebte zu ordnen. Ernsthaft durchgeführt, berührt diese Übung sehr tief und verlangt absolute Ehrlichkeit zu sich selbst. Legen Sie sich Papier und Bleistift zur Hand und setzen Sie sich an einen ruhigen Platz, an dem Sie ungestört und allein sind, vor einen Spiegel. Am besten eignet sich Tageslicht, auf jeden Fall sollten die Lichtverhältnisse sehr gut sein, damit Sie sich klar und deutlich im Spiegel sehen können.

Sitzen Sie bequem und aufrecht, die Wirbelsäule sollte gerade sein, und atmen Sie als Erstes zehnmal tief ein und aus. Lassen Sie alles los, was Sie derzeit noch beschäftigt, mit der Gewissheit, dass Sie dies auch noch später erledigen können. Betrachten Sie sich für ein paar Minuten im Spiegel und versuchen Sie sich durch nichts ablenken zu lassen. Beobachten Sie nur sich selbst und Ihre Gedanken, die dabei aufkommen. Nun stellen Sie sich folgende Fragen und machen Sie sich Notizen über Ihre Antworten:

Was mag ich besonders gerne an mir?
Was mag ich weniger oder überhaupt nicht an mir?
Welche Teile meines Gesichtes hätte ich gerne geändert?
Wie gefallen mir meine Augen, meine Nase, mein Mund?
Was hätte ich gerne an meiner Gesichtsmimik beziehungsweise an meinen Falten anders?
Wie gefallen mir meine Haare?
Welche Haare würde ich mir aussuchen, wenn ich die freie Wahl hätte?

Wie habe ich die Natur meiner Haare verändert?
Habe ich schon graue Haare und zeige ich sie auch?
Wie gehe ich mit meinen Haaren um?
Welche Hilfsmittel benötige ich, um meine Frisur zu erstellen?
Wie viel Zeit benötige ich täglich für meine Frisur?
Wie häufig wechsle ich die Frisur beziehungsweise den Frisör?
Wie viel gebe ich durchschnittlich aus für Frisör und Haarpflegeprodukte?
Was mag ich überhaupt nicht an meinen Haaren?
Was will ich schon seit längerer Zeit verändern?

Nun gehen Sie in Ihrer Erinnerung in Jahresschritten zurück in Ihrem Leben und betrachten Sie Ihre unterschiedlichen Frisuren und die dazugehörige Lebensphase. Was wollten Sie zu den verschiedenen Zeiten darstellen oder durchsetzen? Gehen Sie Jahr für Jahr zurück und rufen Sie sich alles in Erinnerung, was Ihnen zu Ihren Haaren einfällt, und schreiben Sie es auf. Wie waren Ihre Haare mit 49, 42, 35, 28, 21, 14, 7 Jahren und wie weit erinnern Sie sich zurück an die frühen Kinderjahre beziehungsweise -haare? Schreiben Sie auch hier alles auf, was Ihnen einfällt.
Diese Fragen werde ich in den nachfolgenden Kapiteln näher behandeln. Nur so viel schon vorab: Stellt sich heraus, dass Sie sehr negativ über sich denken, sollten Sie sich den Kampf gegen Ihr eigenes Ich genauer anschauen. Vielleicht ist jetzt der richtige Zeitpunkt, eigene Programmierungen und Glaubenssätze aufzudecken und neu zu überdenken. Am besten wäre es natürlich, wenn Sie ganz mit sich zufrieden wären und sich so annehmen würden, wie Sie sind. Nur habe ich das in der Praxis bisher leider so gut wie nie erlebt ...

Die Psychologie der Haare

Der erste Frisörbesuch

Können Sie sich noch an Ihren ersten Frisörbesuch erinnern? In welchem Alter kamen Sie zum ersten Mal in einen Frisörsalon? Oder haben Ihnen die Eltern als Kind die Haare geschnitten? Diese Fragen stelle ich Ihnen bewusst, denn ich habe feststellen können, wie unsere ersten Erfahrungen mit unseren Haaren entscheidend für das ganze Leben sind. Entscheidend als Beitrag für das Selbstwertgefühl!

Wenn Kunden sich besonders unwohl beim Haareschneiden fühlen und ich bemerke, dass sie nur darauf warten, endlich fertig zu sein, frage ich sofort nach den Kindheitserfahrungen in Sachen Haaren. Und die sind in diesen Fällen durchgehend negativ. Doch sie sind so prägend, dass wir sie nur schwer verändern können.

Versetzen wir uns in die Lage eines kleinen Kindes, das erstmals mit der Mutter oder dem Vater zum Frisör kommt. Es wird überflutet mit neuen Eindrücken und muss sich daran gewöhnen, dass ein ihm fremder Mensch es sofort am Kopf berührt. Kleine Kinder reagieren sehr skeptisch, wenn dies zum ersten Mal geschieht, und entscheiden sehr spontan über Sympathie oder Antipathie. Ich rate deshalb allen Eltern, ihr Kind *langsam* diese neue Erfahrung machen zu lassen und ihm Zeit zu geben, sich mit dieser Situation anzufreunden, wenn nötig, auch über mehrere Begegnungen an unterschiedlichen Tagen. Dies gilt genauso für Arztbesuche, Untersuchungstermine oder beim Zahnarzt. Dies ist sicher nicht immer leicht einzuteilen, aber sehr hilfreich für das Vertrauen des Kindes.

In den meisten Frisörsalons werden Kinder von den unerfahreneren Jungfrisören bedient: Kinderhaarschnitte dürfen nicht zu viel kosten und sind auch anstrengend, denn kein Kind hält freiwillig seinen Kopf für einige Zeit ruhig. Spürt ein Kind die Unsicherheit seines Haarschneiders, ist es meistens vorbei mit dem Vertrauen. Und dann wird mit allen Hilfsmitteln versucht, das Kind wieder ruhig zu stellen. Zur Not wird auch der Kopf festgehalten, um einen Haarschnitt auszuführen.

Können Sie nachfühlen, wie es da dem Kind wohl ergehen muss? Da nützen dann auch die ganzen Versprechungen nichts mehr: Wenn du jetzt brav stillhältst, bekommst du später ein Eis oder Bonbons oder Schokolade etc. Ganz schlimm wird es, wenn die Eltern einen überperfekten Haarschnitt erwarten und sich auch durch kein Geschrei ihrer Sprößlinge davon abhalten lassen.

So können sich die ersten Erfahrungen mit dem Haareschneiden schnell zum Drama hochschaukeln und wir lernen schon ganz früh, dass wir belohnt werden, wenn wir unseren Willen aufgeben.

Immer wieder kommt es vor, dass kleine Kinder nach einigen Minuten nicht mehr einsehen, noch länger still zu sitzen. In solchen Fällen schlage ich den Eltern immer vor, am nächsten Tag weiterzumachen, doch meistens ist diesen das Aussehen ihres Kindes wichtiger als deren Wünsche. Die Kinder werden dann dazu gezwungen, das über sich ergehen zu lassen, was

die Eltern sich in den Kopf gesetzt haben. Es wird ihnen Angst gemacht oder mit Strafen gedroht oder sie werden gewaltsam zum Sitzenbleiben gezwungen. Diese Kinder haben auch später beim Frisör Berührungsängste, denn die negativen Ereignisse sind im Unterbewusstsein gespeichert. Und sie rechnen ganz unbewusst damit, zu etwas Ungewollten gezwungen zu werden. Diese Ängste entstehen noch nicht durch einen Frisörbesuch, doch eine Anhäufung solcher Erfahrungen kann zur »Frisörneurose« führen.
Erwin Ringel schreibt dazu in seinem Buch *Selbstschädigung durch Neurose* auf Seite 36: »Die Entstehungszeit der Neurose, die Kindheit, ist noch weit von geistigen Problemen entfernt, um so wirksamer sind in dieser Periode Gefühle. Diese Zeit, die wir auch heute noch so sträflich unterschätzen, offenbar weil wir glauben, daß kleine Kinder keine großen Probleme haben können, oder weil wir ganz allgemein die Gefühlswelt unterschätzen und die Geburtsstunde des eigentlichen Lebens mit der Entwicklung des Geistes gleichsetzen, gerade diese Zeit ist es, die über psychische Gesundheit oder Krankheit eines Menschen eine erste große Entscheidung fällt. Dies muß so sein, gerade weil das Kind so einseitig gefühlsbetont und damit dem Gefühlsbereich rettungslos, ohne irgendwelche Korrektur- oder Kompensationsmöglichkeiten, ausgeliefert ist.«

Beispiel: Der lebhafte Junge

Ein kleiner Junge, mit starkem eigenem Willen, war nie besonders begeistert, sich die Haare schneiden zu lassen. Seine Mutter war eher genervt als geduldig, und so spielte sich fast jedes Mal die gleiche Szene ab. Anfangs noch einverstanden,

versuchte der kleine Junge sich nach kurzer Zeit gegen das Haareschneiden zu wehren. Er konnte nicht lange still sitzen, es war ihm einfach zu langweilig. Alles Zureden war erfolglos, auch mit Belohnungen konnte die Mutter ihm nicht näher kommen. Und so packte sie ihn nach einigen Bemühungen am Kopf, drückte diesen gegen ihre großen Brüste und forderte mich auf, weiterzumachen. Der Junge rang jedes Mal nach Luft, und als er sich vergebens wehrte, gab er irgendwann auf.
Dies zu beobachten ging mir sehr nah, die Mutter blieb davon aber unberührt. Ich konnte mich gut in den Jungen hineinversetzen, wie er sich wohl fühlte, gewaltsam zum Haareschneiden gezwungen zu werden. An dieses Gefühl wird er sich sicher immer erinnern und vielleicht später unbewusst vollbusige Frauen verachten. Auf alle Fälle wird er sich später einmal nicht besonders gerne die Haare schneiden lassen oder auch seinen Protest dagegen ausdrücken.

Dabei gäbe es doch ganz andere Möglichkeiten, kleine Kinder ans Haareschneiden heranzuführen! Ich habe auch genügend Kinder gesehen, die mit Begeisterung auf dem Frisörstuhl saßen.
Immer wieder erstaunlich finde ich es, wie schnell Kinder die Pflegegewohnheiten der Eltern nachahmen und schon in den ersten Lebensjahren versuchen, es den Großen gleichzutun. Sie beobachten alles und imitieren es, und so wird dem Äußeren mehr oder weniger Bedeutung zugemessen, genauso wie bei Mama und Papa. Sie stehen mit den gleichen Gesten vorm Spiegel, haben dieselben Handbewegungen und die gleichen Wünsche. Kinder möchten so sein wie die Eltern und übernehmen deren Gewohnheiten. Wir brauchen ihnen also nur zu zeigen und vorzuleben, wie schön die Haarpflege sein kann.

Lebt man den Kindern vor, dass es eine schöne Erfahrung sein kann, sich die Haare schneiden zu lassen, werden sie dies auch ausprobieren wollen. Anfangs sicherlich noch mit einer gewissen Skepsis, doch das legt sich dann von alleine. Zu Beginn darf man sie auf keinen Fall zu etwas zwingen, denn daran erinnern sie sich immer wieder sehr schnell. Zeigt die Mutter zum Beispiel viel Freude und Gelassenheit beim Frisör, tun die Kinder dies unbewusst auch. Und als Erwachsene werden sie es genauso erleben wie in ihrer Kindheit ...

Die unbewusste Motivation der äußeren Veränderung

Wir alle kennen das Gefühl, in den Spiegel zu schauen und zu bemerken, dass es an der Zeit ist, etwas zu verändern. Wir sind uns bewusst, dass diese Veränderung in uns reif ist und genauso an unserem Äußeren. Gute Beispiele hierfür sind die Beendigung unbefriedigender Beziehungen, der Wechsel des Arbeitsplatzes, Umzug oder ähnliche Neubeginne. Hier läuft die Veränderung außen – innen bewusst ab, meistens parallel oder zeitlich nur sehr gering versetzt.

Eine Frau um die 40 möchte beispielsweise ihre schönen Locken abschneiden lassen. Sie will Haare, die ganz kurz und frech aussehen. Der Grund: Sie hat sich entschlossen, die Firma zu wechseln. Sie hat genug von der ständigen Überbelastung und der mangelnden Anerkennung und möchte ihrem Chef symbolisieren, dass es jetzt reicht. Zu dieser Situation

passt genau diese neue Frisur, sie hilft sogar, ihren Entschluss durchzusetzen. Das neue äußere Erscheinungsbild verleiht ihr Kraft und Stärke.
Es gäbe viele andere Beispiele, um zu verdeutlichen, wie sinnvoll eine Veränderung unseres Äußeren sein kann. Ein neues Outfit gibt uns neuen Schwung, Antrieb und Motivation, unsere Wünsche zu verwirklichen und neue Wege einzuschlagen – solange dies bewusst geschieht und untergeordnet eingesetzt wird!
Ich denke hier zum Beispiel an Menschen, die sich beklagen, wie schwer es ist, neue Kontakte zu knüpfen. Zeigt man diesen mit ein paar Tricks, wie »schön« sie sind, lassen sie sich mit einem gestärkten Selbstbewusstsein auf neue Erfahrungen ein. Vielleicht erkennen sie auch noch, wie sehr ihre eigene negative Programmierung verhindert hat, neue Freunde zu gewinnen.
Sollten Sie jetzt einwenden, dass dies sicher nur bei »schönen« Menschen funktioniert: Jeder Mensch ist schön und hat von Gott diese Schönheit als Geschenk erhalten. Wichtig ist nur, dieses Geschenk anzunehmen und das, was im Inneren immer schon vorhanden war, auch im Äußeren aufblühen zu lassen. (Meinen Klienten, die dies nicht akzeptieren können, empfehle ich immer, eine Schnur mit sieben Knoten bei sich zu tragen. Jeder Knoten steht für eine positive Eigenschaft oder ein positives Merkmal. Bei Situationen der Selbstunsicherheit helfen die Berührung der Schnur und die damit verbundene Besinnung auf die positiven Ressourcen enorm.)
So viel zur sinnvoll eingesetzten Veränderung unseres Äußeren. Sie hat ihre Berechtigung und ich freue mich oft über die große Vielzahl der Möglichkeiten, die unsere heutige Zeit dafür bietet – solange sie nicht schädlich sind.

Mein Beweggrund, dieses Buch zu schreiben, war aber die *unbewusste Motivation der äußeren Veränderung*. Dieser unbewussten Motivation liegen Themen zugrunde, die uns tief aus dem Innersten antreiben, unser Aussehen so darzustellen, wie wir glauben, dass es sei oder sein sollte. Innere Themen oder auch Blockaden, die uns abhalten, uns so zu zeigen, wie wir wirklich sind, und uns immer weiter entfernen von unserem wahren Ich. Themen, die uns zwingen, »Masken« zu tragen, und uns über die Darstellung vorgetäuschter Tatsachen zu Schauspielern unserer eigenen Identität werden lassen.
Diese Themen haben immer mit unseren Ängsten zu tun. Ängste, die uns oft nicht bewusst sind und tief im Unterbewusstsein sitzen und uns abhalten, unsere eigene Energie zu leben. Sie sitzen so tief, dass nur große Ehrlichkeit zu uns selbst und der Mut, in das Unbewusste hinabzusteigen, eine Änderung bewirken können. Viel leichter sind da schon die Flucht und Projektion nach außen. Dies zeigt sich darin, dass immer mehr Menschen bereit sind, ihr Aussehen durch Eingriffe von außen korrigieren zu lassen. Derzeit werden in Deutschland ca. 300 000 Schönheitsoperationen pro Jahr durchgeführt, Tendenz steigend. Die Unzufriedenheit nimmt trotz wachsendem Wohlstand ständig zu. Verborgen sind dagegen die tief sitzenden Gefühle der Unsicherheit, Selbstzweifel, Glaubens- und Vertrauensverlust, das Vertrauen und der Glaube an uns selbst und an unsere Bestimmung.
Und auf diese Defizite möchte ich aufmerksam machen, denn sie sind an unseren Haaren und am Umgang mit diesen zu erkennen. Die Chinesen kannten die Verbindung des Haupthaares mit der göttlichen Mitte schon immer. Meine Sichtweise der Zusammenhänge entstand durch sich immer wieder wiederholende Verhaltensmuster oder Reaktionen meiner Kunden

beziehungsweise Klienten und hat sich über viele Jahre bestätigt. Es geht nicht darum, über die Haare aufzuzeigen, welche Probleme versteckt sind, um über Menschen urteilen zu können oder voreilige Schlüsse zu ziehen. Dies ist auch nicht der Sinn dieses Buches. Menschen mit etwas sonderbarem äußerem Erscheinungsbild werden oft genug in der Öffentlichkeit belächelt oder abgestempelt.
Nein, vielmehr geht es darum, die unterschiedlichen Motivationen der Veränderung zu hinterfragen, um neues Bewusstsein zu schaffen und verschiedene Persönlichkeitsverletzungen zu verhindern, eigene Begrenzungen und selbst auferlegte Zwänge abzubauen und die wunderbaren Hilfsmittel wie zum Beispiel unsere Haare als Medium zu benutzen, die Sprache unserer Seele besser zu verstehen. Und so bitte ich Sie auch mit diesem Wissen vorsichtig umzugehen. Mit Sicherheit werden Ihnen nämlich in den nächsten Kapiteln bei der Beschreibung der unterschiedlichen Haar- und Frisurarten immer wieder Menschen aus Ihrem Umfeld einfallen.

Was könnte also eine unbewusste Motivation der äußeren Veränderung sein?
Innere Konflikte oder Abgrenzungsprobleme, Selbstwertprobleme, Angst vor dem Leben, Kontrolle der eigenen Kraft, Mangel an Energie, Mangel an Vertrauen, fehlendes Stehvermögen, Angst, sich zu zeigen usw. Dies sind nur einige Themen, die über die Haare sichtbar werden. In den folgenden Kapiteln werde ich auf die verschiedensten Formen im Einzelnen eingehen. Allgemein kann man jedoch sagen, dass unser Kopfhaar (= Haupthaar) in Verbindung mit Freiheit, Vitalität und Unbekümmertheit im Leben steht. Jede Ablehnung der Struktur oder Farbe unserer Haare bedeutet eine Ablehnung

der eigenen Kraft. Haare sind das Energiebarometer unseres Körpers!
So steht hinter jeder Veränderung unseres Aussehens eine Suche nach der eigenen Energie. Wer mit seinem Energieniveau unzufrieden ist, kann auch nicht mit sich und seinem Aussehen zufrieden sein. Erhöht sich die Körperenergie, wird dies sofort an den Haaren und an der Ausstrahlung sichtbar – und umgekehrt. Jede Krankheit oder Mangelerscheinung zeigt sich auch an den Haaren und am Körper. Nach dem Knochenmark ist das Haar das stoffwechselaktivste Gewebe unseres Körpers. Alle Mineralien des Körpers lassen sich aus dem Haar nachweisen, auch noch nach 100 Jahren.
Wir versuchen uns über die Reaktionen unserer Umwelt zu erforschen und selbst zu finden. Über die unterschiedlichsten Fassetten unseres Aussehens lernen wir uns selbst kennen und können uns mehr oder weniger annehmen, wie wir sind. Auch wenn die Suche nach der eigenen Energie oft ganz unbewusst abläuft, zum Beispiel durch Experimente mit den Haaren: Wir sind auf der Suche nach unserer eigenen Energie!
Die Suche nach der eigenen Identität wird wesentlich einfacher, wenn wir herausfinden, dass wir nicht nur aus einem physischen Körper bestehen. Die Kraft, die hinter der materiellen Erscheinungsform des Körpers wirksam ist, besteht aus einem komplexen Energiesystem, ohne das der physische Leib nicht existieren kann. Dieses Energiesystem setzt sich aus den feinstofflichen Körpern, den Energiezentren (Chakren) und den Energiekanälen zusammen. Die Chinesen und Japaner nennen das System der Energiekanäle »Meridiane«, die universelle Lebenskraft wird mit »Chi« oder »Ki« bezeichnet, in Indien und Tibet heißt diese absolute Energie »Prana« und die feinstofflichen Arterien werden »Nadis« genannt.

Im Fernen Osten ist die Bedeutung des Energiesystems immer schon bekannt und wird zur Gesundheitspflege entsprechend genutzt, auch im Westen nimmt deren Akzeptanz langsam zu. Die Kopfhaare sind in diesem System sehr wichtig. Sie sind unsere Antennen zum Universum. So hat die Auseinandersetzung mit unseren Haaren mit dem Energiespiel zwischen unserem Ego und dem göttlichem Sein zu tun. Je mehr unser Urvertrauen in das göttliche System wächst, desto mehr an Bedeutung verliert das Äußere. Ohne die Öffnung nach oben haben wir immer noch das Gefühl einer Trennung von der Fülle des Seins und sind somit nicht frei von Angst und Leid.

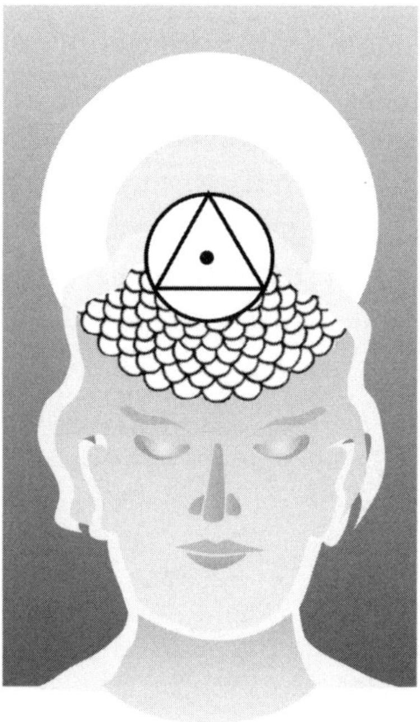

Das Kronenchakra

Über unserem Kopf befindet sich das Kronenchakra, das Energiezentrum, dessen Grundprinzip das reine Sein ist. Hier geht es um die Auflösung von Grenzen, die Hingabe und das Einswerden mit dem Kosmos, das Durchdringen der Materie mit göttlichem Licht. Das Kronenchakra ist der Sitz der höchsten Vollendung im Menschen. Dort vereinen sich alle Energien der unteren Zentren, oder anders ausgedrückt unsere Lebensthemen. Öffnen wir uns im Leben nicht für spirituelle Wahrheiten, bleiben wir in Äußerlichkeiten und in den Begrenzungen des persönlichen Ichs hängen. Genau deshalb rasieren sich die Mönche die Haare, die Nonnen verdecken sie. Dies ist ein Zeichen, dass sich beide einer höheren Macht unterstellen und auf die eigenen Insignien von Freiheit und Macht verzichten.
Somit wird klar, dass unsere Experimente mit unseren Haaren auch mit dem Wunsch nach spiritueller Entwicklung zu tun haben – natürlich in der Regel unbewusst. Weil es uns nicht immer leicht fällt, unseren Entwicklungsweg zu sehen, projizieren wir unsere inneren Themen auf unser Äußeres, auf unser Aussehen und auf unsere Haare. Und wir versuchen dort das zu erreichen, was nur von innen geschehen kann: Zufriedenheit und Fülle.

Das Eigenleben unserer Haare

Am einfachsten wäre es, der chemischen Struktur der Haare die Schuld zu geben, dass diese ein »Eigenleben« führen. Die Anhängsel der Aminosäuren, die so genannten Seitenketten, binden einerseits Wassermoleküle an sich, andererseits stoßen sie diese auch ab. Es gibt Gruppen mit positiver, neutraler und negativer Ladung. An die Partien der Haaroberfläche, die elektrisch geladen sind, lagern sich kleine Gegenionen an, die die Ladung neutralisieren. So kann es zum Beispiel durch das Haarewaschen oder durch mechanische Reize (Kämmen, Bürsten usw.) zur Aufladung kommen und die Haare stehen ab. So gesehen hätten aufgeladene Haare nichts mit unserem Innenleben zu tun. Doch schon der Volksmund beweist das Gegenteil mit den unterschiedlichsten Aussprüchen wie »Da stehen mir die Haare zu Berge«, »Da stellt es einem die Haare auf« oder »Das geht mir gegen den Strich«.
Was hat es also noch auf sich mit der elektrischen Ladung der Haare?

Die elektrische Aufladung der Haare

Nur selten wird hinterfragt, warum Haare »fliegen« oder sich aufladen. Meistens werden dafür die Gummisohlen an den Schuhen, der Kunstfaserteppich, das Arbeiten am Bildschirm oder Ähnliches verantwortlich gemacht. Interessant ist für mich, dass ruhige, ausgeglichene und gut geerdete Menschen, die mit beiden Beinen im Leben stehen, nie aufgeladene Haare haben. Bei unruhigen, gestressten und gehetzten Menschen kann ich dagegen des Öfteren die hohe Spannung schon beim ersten Kontakt mit den Haaren spüren beziehungsweise durch ein Knistern beim Kämmen hören. Die außen hörbare und sichtbare Aufladung gibt also den inneren Zustand wieder. Unser eigenes »Kraftwerk«, der Körper, läuft auf Hochtouren und hat eine hohe Spannung erreicht. Die Körpersprache des Betroffenen zeigt dies ganz deutlich und Schutzmechanismen sowie Abwehrhaltungen setzen ein. Besonders bei sehr sensiblen, feinfühligen Menschen besteht eine große Gefahr für hohe »Elektrizität«. Häufig können sie sich nur schwer abgrenzen und nehmen unbewusst die Spannungen von anderen auf.

Innerer Stress, das Gefühl, sich durchsetzen zu müssen gegen »diese Welt« oder ständig irgendetwas hinterherhetzen zu müssen, ständige Überbelastung, Zeitdruck, zu viel erledigen oder zu vielen Anforderungen nachkommen zu müssen, all dies lässt den Motor oft zu lange im oberen Drehzahlbereich rotieren und es kommt zu einer hohen Spannung – und diese zeigt sich dann sofort an unseren Haaren.

Letztlich ist die äußere Spannung auf ein Überhören unserer inneren Stimme zurückzuführen, die uns genau sagt, was gut für uns ist und was nicht, warum es uns jetzt oder auch schon länger die Haare aufstellt und was uns gegen den Strich geht. In dem Moment, in dem wir wieder nach unserem Inneren leben, werden sich auch die Haare wieder beruhigen. Oft geschieht das schon mit einer geänderten geistigen Haltung. Die Haare sind damit ein wunderbares Hilfsmittel, unsere Gefühlslage zu sehen, was in unserer schnelllebigen Zeit nicht immer einfach erscheint. So könnte man bei der Überprüfung des Aussehens (was viele mehrmals täglich tun) ebenso gut die Haare nach

diesem Aspekt befragen und somit die Signale des Körpers mit einbeziehen. Doch den wenigsten ist dieser Zusammenhang wirklich bewusst, und wer hat schon die Zeit, im normalen Tagesgeschehen diese Innenschau zu halten!
Wenn sich das nächste Mal Ihre Haare elektrisch aufladen, greifen Sie bitte nicht gleich zu Haarsprays oder sonstigen Hilfsmitteln. Festiger können den »verlorenen Halt« zwar äußerlich ausgleichen, doch gibt es andere Möglichkeiten, den ganzen Organismus wieder ins Lot zu bringen: Setzen Sie sich mit den Situationen auseinander, die für die Aufladung Ihrer Haare verantwortlich sind. Stellen Sie sich vor, wie Sie den Film, der dabei ablief, nochmals betrachten, und suchen Sie nach neuen Verhaltensmustern, die Sie aus Ihrer Mitte heraus ruhig und gelassen handeln lassen. Oft sind die Auslöser der inneren Unruhe im Unterbewusstsein vergraben und wir haben nur schwer Zugang dazu. Die Erkenntnis jedoch, wann und in welchen Situationen wir unsere Mitte verlassen, hilft uns, diesen Weg ins Unterbewusstsein zu beschreiten und Schritt für Schritt die Auslöser aufzudecken und zu entlarven. Sehr hilfreich können dabei Erdungsübungen sein, die uns wieder ganz in unserem Körper ankommen lassen und die Spannung abbauen. (Im Kapitel »Ganzheitliche Pflegetipps« finden Sie auf Seite 189 f. eine entsprechende Erdungsübung.)

Abstehende Haare

Haben Sie auch eine »Schokoladenseite« bei Ihren Gesichtshälften und eine Seite, mit der Sie nicht so gut klarkommen? Oder stehen an einer bestimmten Stelle, und immer wieder an dieser Stelle, Ihre Haare ab oder fallen beziehungsweise liegen sie dort nicht so, wie Sie es gerne hätten?

Als Frisör habe ich oft mitgeholfen, solche Schwachstellen zu beseitigen oder in den »Griff« zu bekommen. Das ist eine Möglichkeit, die andere ist, genau hinzuschauen und zu hinterfragen. Viele Menschen haben eine Gesichtshälfte, die sie bevorzugen, und eine, mit der sie auf Kriegsfuß stehen. Auf der einen Seite fallen die Haare wie von selbst und auf der anderen wollen sie nicht so recht. Auf Fotos wird oft ganz unbewusst die »bessere Seite« ins rechte Licht gerückt. Doch warum haben wir diese Empfindung? Woher kommt die eigene Wertung zu den zwei unterschiedlichen Gesichts- und Kopfhälften? Warum wird eine Seite mehr bevorzugt als die andere?

Unsere Gesichts- und Körperhälften haben ihre Zugehörigkeit zu den Gehirnhälften. Die rechte Körperseite verkörpert die rationale, männliche Seite, die linke die emotionale, weibliche. Sind beide Seiten im Einklang, werden wir sie auch als gleichwertig empfinden. Das bezieht sich auf den Körper genauso wie auf die Haare. Die »Schokoladenseite« ist die Seite, mit der wir uns mehr identifizieren. Die Seite, die wir noch nicht vollständig an uns angenommen haben oder sogar ablehnen, wird sich als die »schwierigere« darstellen und uns Probleme bereiten, innerlich wie äußerlich. Und eine Ablehnung zeigt sich dann zum Beispiel durch abstehende Haare an der entsprechenden Seite.

Eine unserer schwierigsten Aufgaben scheint es zu sein, beide

Seiten an uns voll anzunehmen, zu leben und beiden ihren Raum zur Entwicklung zu geben. Besonders in unserer rational ausgerichteten Gesellschaft findet ein innerer Kampf gegen die Emotionen statt, die immer weniger Platz für sich in Anspruch nehmen dürfen. Und so ist es auch nicht verwunderlich, dass es meistens die linke Seite des Kopfes ist, an der die Haare nicht so wollen, wie wir es gerne hätten, und sich aufbäumen. Schon oft genug habe ich erlebt, dass sich in dem Moment, in dem der innere Zusammenhang der Auflehnung bewusst und die innere Haltung dazu geändert wird, die Haare von selbst legen. Zwei Beispiele will ich Ihnen dazu schildern:

Beispiel 1: Der Besuch des Vaters

Eines Tages besuchte ich eine gute Freundin, die mit ihrer Familie auf dem Lande lebt. Dort befindet sich auch der Sitz ihrer Firma für Naturkosmetik. Sie ist eine erfolgreiche Geschäftsfrau und Therapeutin. Über viele Jahre hat sie über die eigene Persönlichkeitsentwicklung ihren Weg gefunden und sich ein großes Unternehmen aufgebaut.
Ich hatte ihr versprochen, während meines Besuches ihre Haare zu schneiden, und so gingen wir im Laufe des Nachmittags ans Werk. Während des Haareschneidens erzählte sie mir, dass sich an ihrer linken Kopfseite die Haare zurzeit stark aufstellen und abstehen. Sie wollte eine Lösung des Problems durch einen passenden Schnitt.
Natürlich hätte ich durch Kürzen der Haare einiges erreicht, doch ich wollte an diesem Tag herausfinden, *warum* die Haare abstanden, welches emotionale Thema dahinter stand. Auf meine entsprechende Frage begann sie sofort zu erzählen, dass

ihr Vater momentan im Haus Ferien mache und sie mit ihm über verschiedene Bereiche ihres Lebens viele Diskussionen habe. Ihr Vater sei manchmal etwas starr in seinen Vorstellungen, und er versuchte diese immer noch bei seiner Tochter anzubringen, die zu diesem Zeitpunkt schon 45 Jahre alt war. Während sie darüber erzählte, wurde der Grund der abstehenden Haare deutlich: Sie wollte sich nicht mehr sagen lassen, wie sie zu leben hätte. Innerlich gab es eine Rebellion gegen starre Strukturen. Sie sagte: »Warum müssen meine Haare immer ordentlich sein und können nicht einfach abstehen, wie sie wollen, warum kann ich nicht einfach so handeln, wie ich möchte, ohne die Stimme des Vaters dabei im Hintergrund zu hören?«
Als ihr der gesamte Zusammenhang bewusst wurde, änderte sich sofort die Spannung in ihren Haaren. »Schneide sie bitte so, dass sie abstehen können, wie sie wollen, ich habe keine Lust mehr, mich zu fügen«, forderte sie mich auf. Es wurde ein sehr schöner Haarschnitt.

Beispiel 2: Die Familiengeschichte

Ein Erlebnis während des Haareschneidens werde ich nie vergessen. Vor mir saß eine Kundin, die ich schon längere Zeit kannte. Sie erzählte mir, dass sie sich zurzeit sehr mit ihrer Familiengeschichte auseinander setze und vieles herausgefunden habe, was in Vergessenheit geraten war. Ihr wurde bewusst, was in ihrer Familie alles nicht in Ordnung war, und als jüngstes Familienmitglied wollte sie ihre Geschwister wachrütteln, die manche Geschehnisse nicht mehr wahrhaben wollten.

Als ich begann, die Nackenhaare zu schneiden, machte sie mich darauf aufmerksam, dass an dieser Stelle die Haare momentan nicht zu bändigen seien und besonders stark abständen. Mich interessierte, ob es einen Zusammenhang zwischen den Haaren und dem derzeitigen Familienthema gab. So lenkte ich das Gespräch wieder in diese Richtung. Nach einiger Zeit wurde meiner Kundin bewusst, dass sie sehr »hartnäckig« versucht, ihre Geschwister zu bekehren, und dass dies unsinnig ist. Im Grunde ging es nur um sie selbst. Sie hatte vieles gelernt und verstanden und das war genug. Mit dieser Erkenntnis legten sich die unbewusste Erregtheit und die Unruhe, der Körper entspannte sich, was sich sofort auch auf die Nackenhaare auswirkte. Sie gaben ihren Widerstand auf und waren ganz einfach zu frisieren.

Die Bedeutung der Haarstruktur

Nicht nur die natürliche Haarfarbe, auch die Form der Haare hat genetischen Hintergrund. So finden sich in den verschiedenen Kontinenten auch verschiedene Haarstrukturen. Die Asiaten zum Beispiel haben meist schwarze, glatte und dicke Haare, die Afrikaner schwarze, krause Haare. In Europa, Nordamerika und Australien finden sich dagegen fast alle Haarfarben und Strukturen. Von Blond, Rot, Braun bis Schwarz ist hier jede Farbe vertreten, wie auch jede Haarstruktur von sehr fein bis extrem stark und von glatt bis lockig oder kraus.

Die Haarfarbe und -struktur werden nicht zwangsläufig vom Vater oder von der Mutter geerbt. Es können sich auch Erbanlagen bemerkbar machen, die vor längerer Zeit in die Familie gebracht wurden. So kann zum Beispiel krauses Haar durchschlagen, das vor einigen Generationen von einem negroiden Vorfahren vererbt wurde, oder auch rotes Haar von der irischen Urgroßmutter. In international gemischten Familien ist meist eine Vielzahl von Haarstrukturen und -farben nebeneinander zu beobachten.

Natürlich werden nicht nur Struktur und Farbe der Haare vererbt. Unser ganzer Körper enthält die Informationen der Gene, und so entstehen immer wieder neue, eigenständige Persönlichkeiten und auch immer wieder neue Strukturformen und Farbnuancen. An vielen Merkmalen des Körpers können wir Hinweise auf Charakterzüge, Eigenschaften, Gesundheit, Intelligenz und schöpferische Fähigkeiten ablesen.

Die Haarstruktur ist ein Merkmal, über das wir viel über uns erfahren können. Jeder Mensch hat genau die Haarstruktur, die optimal zu ihm passt und die sein Persönlichkeitsbild abrundet. Die Kopfhaare sind der natürliche Rahmen des Gesichtes und verleihen uns den richtigen Ausdruck. Es liegt somit an uns selbst, ob wir diesen Ausdruck annehmen oder wir diesen in eine von uns gewünschte Form bringen, die unserem Selbstbild entspricht.

Die Haarstruktur gibt auch Auskunft über den Vitalitätszustand des Körpers. Eine Unzufriedenheit mit der Haarstruktur entspricht also einer Unzufriedenheit mit der eigenen Vitalität oder Energie. Energie haben wir in unserem Körper, in unseren Gefühlen, in unseren Gedanken. Bei gesunden, vitalen Menschen kann die Energie auf allen Ebenen frei fließen. Sie ist für die betreffende Person frei zugänglich, jederzeit. Die Haarstruktur zeigt dies durch Spannkraft, Stabilität, Fülle, gesundes Wachstum und Glanz.

Hier bietet sich immer den Vergleich mit einem Hundefell an. Ist der Hund rundum gesund, strotzt das Fell vor Kraft und Glanz. Wird er krank, kann man das als Erstes am Geruch und am Glanz des Felles feststellen. Das heißt, dass auch bei Tieren das Fell Auskünfte über den Gesundheitszustand gibt.
Das innerste Selbst eines jeden Menschen ist sowohl selbst Energie als auch Bewusstsein und Würdigung dieser Energie. Der Organismus des kranken Menschen ist aber blockiert, sein Energiefluss eingeschränkt oder gehemmt, teilweise bewusst oder unbewusst kontrolliert. Dies ist dann ein Leben »mit angezogener Handbremse«. An den Haaren ist die gehemmte Energie durch fehlende Spann- und Sprungkraft, Mangelerscheinungen (zum Beispiel Haarspliss, Haarausfall), Standlosigkeit und fehlenden Glanz sichtbar, am Körper durch Fehlhaltungen, Muskelverspannungen, Müdigkeit und Mangel an Energie und Ausdauer.
So spiegelt unsere Haarstruktur unser Energieniveau und den Umgang mit der Energie, nach der wir suchen. Wir wollen jenes Selbst sein, das wir wirklich sind. Dies ist der Individuationsprozess, Selbsterkenntnis, Selbstfindung oder Selbstverwirklichung – wie immer man es auch bezeichnen mag. Jeder von uns besitzt bestimmte angeborene Möglichkeiten und Fähigkeiten, bestimmte Energien. Und diese möchten gelebt werden. Unsere Erfüllung, unser Glück und unser Wohlbefinden hängen davon ab, ob wir sie entdecken und sie verwirklichen. Und tief im Inneren unserer Seele drängt das Wissen über sie, uns auf den Weg zu machen, unsere Energien nach außen zu bringen.
Doch wie können wir die Beziehung zu diesem Teil herstellen, der weiß, was wir sein könnten? Wird der Abstieg in die tiefen Schichten unseres Seins doch so erschwert durch die Angst vor

dem Unbekannten und Neuen. Der Weg der Selbsterfahrung bringt uns selbst Schritt für Schritt näher, er kann innerlich beschritten werden oder durch die Resonanz unserer Umwelt. Welche Spiegelbilder halten die Menschen und Situationen uns im Leben entgegen? Welche Lernschritte gilt es zu vollziehen?

Auf dem Weg der Erfahrung spielen unser Aussehen und unsere Haare eine große Rolle. Geht es doch letztlich um Annahme der schon immer vorhandenen Qualitäten – innen wie außen! Wie ist unsere Einstellung zu unserem Selbst? Sind wir versucht, uns ständig – von anderen beeinflusst – an die Anforderungen der Gesellschaft anzupassen, oder gestehen wir uns zu, unser wahres Ich zu leben und damit unabhängig, aber auch eigenständig zu werden, mit allen Vor- und Nachteilen? Akzeptieren wir unsere Energien und somit unser Aussehen oder bekriegen wir uns selbst und finden es nötig, das eine oder andere an uns zu korrigieren und zu manipulieren?

Betrachtet man die Haare unserer Gesellschaft genauer, so wird die Zahl der künstlichen Eingriffe immer mehr. Leute mit glatten Haaren möchten lieber Wellen oder Locken, umgekehrt lassen Menschen mit Locken ihre Haare glatt ziehen. Dunkle Haare werden hell gefärbt und helle wiederum dunkler. Kaum jemand ist mit seinen natürlichen Gegebenheiten zufrieden. Auch die Männerwelt steht dieser Entwicklung keineswegs nach. Die Zahl der Menschen, die mit ihrem Aussehen und ihren Haaren unzufrieden sind, schätze ich auf ca. 95 Prozent.

Es ist natürlich nicht allein das Aussehen, das unzufrieden macht. Die Haarstruktur steht in direkter Verbindung mit unserer Persönlichkeit, und dort liegen die wahren Gründe für Unzufriedenheit. Es geht um Anteile von uns selbst, die wir innen und außen nicht akzeptieren möchten. So möchte eine

Person mit feinen, sensiblen Haaren dies nicht unbedingt offen zeigen und ist versucht, mehr Volumen vorzutäuschen als vorhanden. Umgekehrt möchte jemand mit störrischen, kräftigen Haaren dies nicht sofort preisgeben und neigt dazu, sein Volumen im Zaum zu halten. So zeigt unsere Haarstruktur sehr schnell auf unsere inneren Themen. Einige Beispiele aus der täglichen Praxis verdeutlichen dies:

Feine, dünne Haare

Feine, dünne Haare sind ein Zeichen für Sensibilität, Fürsorge, Hilfsbereitschaft und mitfühlende Menschen. Sehr häufig sind diese Menschen romantisch veranlagt und zu tiefen Gefühlen fähig. Sie wirken oft etwas vorsichtig und zurückhaltend, meist abwartend und eher skeptisch. Oft findet man bei ihnen das Muster des Durchkämpfens und der Durchsetzung. Sie haben das Gefühl, nicht stark genug zu sein, und versuchen sich härter darzustellen, als sie sind. Dies führt auf Dauer zu Resignation und Rückzug, denn sie fühlen sich häufig unverstanden und verletzt. Es geht bei diesen Menschen zentral um Abgrenzungsthemen, um die Annahme der eigenen Sensibilität, um das Vertrauen auf das feine Gespür und um genügend Zeit zur Regeneration.

Personen mit feinen, dünnen Haaren müssen in der Regel besonders gut mit ihren Kräften haushalten und diese dort einsetzen, wo sie benötigt werden. Sie sind zum Beispiel sehr gute Berater oder Vermittler, denn sie können intuitiv die Bedürfnisse der anderen erspüren, häufig sind bei ihnen mediale Veranlagungen vorhanden. So sind diese Menschen in sich oft

widersprüchlich, hin und her gerissen zwischen der instinktiven Selbstaufgabe einerseits und dem gleichzeitigen Wunsch nach Selbstbehauptung und Bewahrung des Ichs andererseits. Sie werden von bestimmten Ereignissen ganz anders berührt und in Mitleidenschaft gezogen als ihre robusteren Mitmenschen und neigen aus diesem Grund häufig dazu, sich leicht zu verzetteln.
Somit ist auch verständlich, dass sie versuchen werden, die Sensibilität nicht unbedingt über die Haare oder ihr Aussehen zu zeigen. Dies werden sie so lange tun, bis sie sich ganz von der Umwelt abgrenzen können und nicht mehr ihren Gefühlsschwankungen ausgeliefert sind. Wenn sie gelernt haben, ganz mit ihrer intuitiven, sensiblen Seite umzugehen, werden sie ihre Haare und den Körper annehmen, wie sie sind, und die Vorzüge zu schätzen wissen.

Beispiel: Die Chefsekretärin

»Unter meinen feinen Haaren habe ich immer schon gelitten, und nie hielt die Frisur, so wie ich es mir vorgestellt habe.« So stellte sich eine Frau um die 45 bei ihrem ersten Termin vor.
Ihre Frisur erinnerte mich sehr an die 60er-Jahre: stark toupiert, mit viel Volumen aufgebaut und mit einer Menge von Festiger und Haarspray fixiert. Als könnte kein Sturm einen Schaden anrichten, so fest waren die Haare frisiert. Die Frau war von ihrer Körperstruktur her sehr zierlich und feingliedrig. Nach außen verkörperte sie jedoch die starke, erfolgreiche und perfekte Businessfrau. Ich spürte in ihr Energie brodeln, sie war am Rande der Erschöpfung, doch ihr Zwang nach Stand-

haftigkeit setzte sie ständig unter Druck. Jederzeit musste sie fähig sein, ihrem Chef Paroli zu bieten und über die Leistung Zugehörigkeit zum Erfolgssystem auszudrücken.
Im Beratungsgespräch über die Frisurform war sie keineswegs bereit, von ihrer gewohnten Form abzuweichen; sie hatte ganz feste Vorstellungen über ihr äußeres Erscheinungsbild. Sie war eine Kämpfernatur und bei jedem Wortwechsel begann sie sich sofort zu verteidigen.
Sehr langsam und vorsichtig versuchte ich mich an die inneren Ursachen heranzutasten. An der Haarstärke war die Sensibilität zu erkennen und auch die Augen ließen einen winzigen Teil der leicht verletzbaren Seele zu. In weiteren Gesprächen stellte sich heraus, dass die Frisur einen Teil des Schutzpanzers darstellte, den sich die Frau im Laufe des Lebens zugelegt hatte. Ihr Job war knallhart und ihr Weltbild war ausgerichtet auf Durchsetzung und Verteidigung. Deshalb glaubte sie, sich nach außen genauso hart zeigen zu müssen. Der »rote Faden« in ihrem Leben war, es den Männern beweisen zu müssen und mithalten zu können. Die Auseinandersetzungen mit dem Chef, die gescheiterte Ehe und noch einige andere Streitigkeiten mit Männern ließen sie dorthin kommen.
Sicherlich hat sie nicht zufällig einen Beruf gewählt, in dem sie von einer Männerwelt umgeben ist. Unbewusst führte sie immer noch den Kampf gegen ihren Vater aus, der symbolisch für alle anderen Männer stand. Mit dieser Einstellung verhinderte sie das Annehmen ihrer Sensibilität, ihrer weichen, feingliedrigen Art und damit ihre innere Balance. Dies brachte sie ja zu Beginn schon zum Ausdruck mit der Aussage, dass sie unter ihren feinen Haaren schon immer leiden musste – was auf die Sprache der Seele übersetzt heißt, dass sie schon immer unter ihrer Sensibilität leiden musste.

Die häufigsten Probleme mit feinen Haaren

- Die Haare haben keinen Stand, kein Volumen.
- Die Haare fallen zu schnell zusammen.
- »Die Frisur, die ich mir vorstelle, ist mit diesen dünnen Haaren nicht machbar.«
- »Ohne Festiger und Haarspray geht gar nichts.«
- »Warum bin ich nicht mit kräftigeren Haaren gesegnet wie die anderen?«

Fehlt bei den Haaren der Stand und das Volumen, ist dies ein Hinweis, dass auch im Inneren das Vertrauen fehlt, genügend Standkraft und Energievolumen zu haben. Meist wird sehr viel Energie verschwendet, um die Sensibilität zu schützen. Dies ist im Unterbewusstsein gespeichert, denn schon als kleines Kind musste man erfahren, dass diese Empfindsamkeit nicht immer förderlich ist. In ihren Familien haben diese Menschen häufig versucht, Defizite auszugleichen. Auch als Erwachsener werden sie dazu neigen. In einer auf Leistung aufgebauten Gesellschaft stehen sensiblere Menschen oft hintan. Sie werden ausgenutzt, denn meist sind sie gutmütig und leicht beeinflussbar. Dies ist der Grund, wenn Haare zu schnell zusammenfallen. Sie tun dies symbolisch, wenn jemand zu schnell seinen eigenen Standpunkt verlässt und sich im Außen verliert. Das hohe Einfühlungsvermögen verleitet dazu, den eigenen Körper zu verlassen und sich mit den anderen zu beschäftigen.

Der Wunsch nach Frisuren, die mit der eigenen Struktur nicht machbar sind, verbirgt den Wunsch, anders zu sein, als man ist. Häufig erleben sich sensible Menschen als Opfer und hätten gerne mehr Stärke und Durchsetzungskraft. Das Hadern mit den feinen Haaren verbirgt eine Unzufriedenheit mit der Sensibilität. Es fehlt das Vertrauen, dass diese schon ihren Sinn haben wird. Dies zeigt sich immer wieder an den Frisurvorstellungen, die diese Menschen über Zeitungsfotos demonstrieren. Sie bevorzugen oft Frisuren mit dicken, kräftigen Haaren.
Wenn unbedingt Festiger und Spray benötigt werden, deutet dies auf ein großes Kontrollbedürfnis. So wie der Fall der Haare durch stabilisierende Mittel kontrolliert wird, so werden auch die Ereignisse im Leben kontrolliert. Der Lebensfluss und die eigene Freiheit werden aus Angst vor schlechten Erfahrungen nicht zugelassen.

Kräftiges, dickes Haar

Kräftiges, dickes Haar ist ein Symbol für große Lebensenergie. Menschen mit solchen Haaren haben eine starke Ausstrahlung, eine direkte und natürliche Art. Sie sind handlungsorientiert und haben einen großen Aktivitätsdrang, oft wirken sie dadurch ungeduldig und rastlos. Bezeichnend sind die spontane Begeisterungsfähigkeit, Gestaltungsfreude und die Lust zur Selbstdurchsetzung. Sehr gerne stehen diese Menschen im Mittelpunkt und lieben es, bewundert zu werden. Sie haben das Potenzial zur Führungskraft. Nicht nur die Haare sind kräftig, sondern auch die Körperstruktur und der Knochenbau. Starke, ausgeprägte Gesichter mit kräftigen Augenbrauen sind keine Seltenheit.

Wichtig für diese Menschen ist es, ihre Kraft richtig zu kanalisieren und gezielt nach außen zu bringen. Problematisch ist das selbstgefällige, ichbezogene Verhalten, bei dem sich andere schnell zurückversetzt fühlen können. Auch die Ungeduld kann gedanken- und rücksichtslos wirken. Kann die starke Lebensenergie nicht richtig ausgelebt werden, besteht die Gefahr starker selbstzerstörerischer Tendenzen, Eigenwilligkeit und Negativität.
Durch Überaktivität sind diese Menschen häufig auf der Flucht nach vorn. Die Haare sind dann störrisch, trocken und widerspenstig. Meistens wünschen sich Personen mit kräftigen und dicken Haaren eine Reduzierung des Haarvolumens, denn ihre Kraft ist schwer im Zaum zu halten.

Beispiel: Die Frauenrechtlerin

»Seit langer Zeit bin ich auf der Suche nach dem richtigen Frisör. Bis jetzt ist noch keiner mit meinen Haaren so richtig zurechtgekommen.« Mit diesen Worten saß eine Frau zum ersten Mal vor mir. Ihr Gesichtsausdruck verbarg eine leichte Warnung und sie begann mir sofort zu erklären, wie ich ihre Haare zu behandeln hätte. »Meine Haare sind sehr schwierig und nicht leicht zu bändigen, ich habe vieles ausprobiert und weiß, was mir am besten steht.« (Was nichts anderes heißt, als dass sie selbst sehr schwierig ist und ich erst gar nicht versuchen sollte, meine Vorschläge anzubringen.)
Dickes braunes Haar umrahmte ihr aussagekräftiges Gesicht. Die Augen hatten eine kräftige dunkelblaue Farbe. An ihrem Hautbild fielen mir sofort die starken Unreinheiten auf, die Haare waren widerspenstig und standen ab. Es war schwer, zu

Wort zu kommen, und jeder Vorschlag wurde erst einmal abgelehnt. In ihren Aussagen wurde deutlich, wie sehr sie ihre Kraft gegen sich selbst einsetzte, sie war bereit zu kämpfen und bestand auf ihrer Eigenwilligkeit. Mit ihrem Aussehen und mit ihren Haaren war sie überhaupt nicht zufrieden, und ihr Mann unterstützte ihre Unzufriedenheit, indem er ständig nörgelte.
Sehr früh schon in ihrer Kindheit war sie aufgefordert worden, für ihre Rechte zu kämpfen. Sie wuchs mit drei Brüdern auf und hatte einen sehr dominanten Vater, die Mutter steckte ihre Wünsche zurück und war äußerst pflichtbewusst.
Beruflich hatte sie in der Baubranche meistens mit Männern zu tun und dabei gelernt, mit der ruppigen Art, die dort herrschte, umzugehen. In ihrer Freizeit setzte sie sich sehr für die Rechte der Frauen ein, war dort führendes Mitglied in einer Organisation. Zeit für sich selbst hatte sie kaum, es gab zu vieles, für das sie sich einsetzen wollte.
Sie kämpfte für die Belange der Frauen, jedoch mit der Art eines Mannes, wie sie es in ihrer Kindheit gelernt hatte. Sie musste sich gegen ihre Brüder schon sehr früh durchsetzen. In ihrem Handeln war eine Menge Wut versteckt, und letztlich hatte sie die Wut gegen sich selbst gerichtet. Ihre Haare waren der Ausdruck ihres inneren Kampfes, auch die unreine Haut sprach eine deutliche Sprache. Und so hatte sie das Verlangen, ihre Kraft beziehungsweise ihre Haare zu bändigen. Denn ihre Kraft machte es ihr sehr schwer, einen Ausgleich zwischen ihrer weiblichen und männlichen Seite zu schaffen.

Das häufigste Problem ist, dass dicke, kräftige Haare nicht so fallen dürfen, wie sie wollen, dass versucht wird, sie in eine bestimmte Form zu bringen. Mit anderen Worten: Die Lebensenergie kann nicht voll zum Ausdruck kommen, es wird viel-

Die häufigsten Probleme mit dicken, kräftigen Haaren

- Die Haare sind schwer zu bändigen, kaum zu formen.
- Die Haare sind widerspenstig, stehen ab, sind störrisch und trocken.
- Viele Frisuren sind wegen der Haardichte nicht möglich.
- Die dicken Haare sind sehr schwer, hängen schnell durch.
- Eine Umformung der Haare ist nur mit starken Mitteln möglich.

mehr versucht, diese zu zügeln und zu bändigen, aus Angst vor der eigenen Kraft. Widerstände gegen die eigene Kraft müssen transformiert werden zu Selbstausdruck und richtigem, kraftvollem Handeln.
Auf innere Widerstände reagieren Haare störrisch und widerspenstig. Ihre Fülle und Kraft müssen kanalisiert werden und zum Ausdruck kommen. Richtet sich die Energie aber gegen das Selbst, zeigt sich das durch Kraftverlust, und die Haare hängen durch. Ein In-Form-Zwängen der Haare mit starken Mitteln weist auf Kontrolle mit starker Kraft hin.

Natürlich gibt es nicht nur feine, dünne oder kräftige, dicke Haare. Die Zahl der Zwischenstärken ist sehr groß (und somit auch der projizierten Themen). Häufig beobachte ich bei Kun-

den, dass sie ein falsches Bild von sich und ihren Haaren haben. So kommt es zum Beispiel immer wieder vor, dass Menschen mit normaler Haarstärke diese als sehr fein empfinden.
Man kann die Stärke der Haare mit einem speziellen Haarmessgerät überprüfen. Feines Haar hat eine Stärke von ca. 0,03 bis 0,04 Millimeter, kräftiges Haar ist bis zu 0,2 Millimeter stark. Blonde und braune Haare sind in der Regel feiner als rötliche und schwarze. (Dies gilt nicht nur für die Haare: Rot- und schwarzhaarige Menschen sind meist generell robuster als blond- und braunhaarige.)
Die Haarquerschnitte lassen auch verschiedene Formen erkennen. Dickes Haar hat häufig einen rundlichen Querschnitt, dünneres einen ovalen, manchmal ist er sogar flach und nierenförmig, man spricht dann von einem Bandhaar.
Von Bedeutung ist auch die Dehnbarkeit und Reißfestigkeit. Gesundes Haar lässt sich im trockenen Zustand um durchschnittlich ein Drittel seiner Länge dehnen, im feuchten Zustand sogar bis um die Hälfte. Chemisch behandelte Haare lassen sich stärker dehnen, haben aber eine geringere Reißfestigkeit. Die Dehnbarkeit und die Reißfestigkeit des Haares geben unter anderem Auskünfte über den Gesundheitszustand. Ist der Widerstand sehr gering, so sind auch die Abwehrkräfte des Körpers nicht besonders groß. Es fehlt dann an Kraft und Willen. Mangelerscheinungen am Haar weisen auf Defizite im Körper hin, auf Stoffwechselungleichgewichte, oder auf fehlende Spurenelemente oder Mineralien.

Glatte Haare, Wellen oder Locken

So wie es bei den Haarstärken viele Abstufungen gibt, so finden wir auch bei den Haarformen alle möglichen Varianten vom glattesten »Schnittlauchhaar« bis hin zur krausesten Krause. Die Form der Haare wird durch den Haarfollikel bestimmt, der sich in der Haut befindet und aus der Haarwurzel und dem Haarbalg zusammengesetzt ist. Ist der Follikel gerade, so wächst auch das Haar gerade aus ihm, ist er gekrümmt, kommen gebogene Haare (Wellen oder Locken) zum Vorschein. Meist liegt der Haarfollikel schräg in der Haut. Die Schräglage bestimmt die Wuchsrichtung und den Fall des Haares.
So könnte man die Form und Struktur der Haare ganz einfach erklären und sie so nehmen, wie sie sind, und damit zufrieden sein. Doch warum sind nur so wenige Menschen damit zufrieden? Menschen mit glatten Haaren wünschen sich oft Wellen oder Locken, und solche mit Locken oder Wellen lassen sich die Haare glatt ziehen. Nur sehr wenige können ihre Haare so annehmen, wie sie sind, und die Struktur unverändert lassen. Wie viele Experimente mit Ihren Haaren haben Sie schon hinter sich im Laufe Ihres Lebens? Tragen Sie Ihre Haare so, wie sie sind?
Bei den Wünschen der Haarveränderungen tauchen immer wieder dieselben Beweggründe auf, Gründe, die tief aus dem Inneren kommen.

Glatte Haare

Glatte Haare lassen das Gesicht klar, stark und ausdrucksvoll wirken. Durchsetzungsfähigkeit, Kraft und Zielstrebigkeit sind nur einige Merkmale, die Menschen mit glatten Haaren symbolisieren. Auf der anderen Seite wirken diese Menschen oft kühl, unnahbar und kontrolliert. Der »moderne« Mensch – die Haare flach und glatt gestylt als Zeichen der Unabhängigkeit, Freiheit und Coolness, das Modell der Draufgänger und Abenteurer.

Wellige beziehungsweise lockige Haare

Solche Haare wirken dagegen verspielt, romantisch, weich, kindlich, aber auch wild und ungezähmt. Sie umspielen das Gesicht und schwächen dessen Ausdruck eher ab. Die freundliche Nachbarin, das drollige Kind, der gutmütige Freund usw. sind typische Vertreter dieser Gruppe. Lockige Haare lassen das Gesicht sympathisch und natürlich wirken, oft aber auch brav und nett, gutgläubig und naiv. Die Variationsmöglichkeiten sind im Vergleich zu glatten Haaren eher eingeschränkt, das Aussehen ist trotz verschiedener Frisuren immer sehr ähnlich.

Haarform und Haarfarbe

Am besten kann man sich die Wirkung der verschiedenen Haarstrukturen und Haarfarben vorstellen, wenn man das Gesicht als Bild sieht und die Haare als den dazugehörigen Bilderrahmen. Je heller und geradliniger der Rahmen, desto mehr steht das Bild beziehungsweise das Gesicht im Vordergrund. Dunkle und farbige Rahmen sowie künstlerische, gebogene Formen lenken eher vom Bild ab und schwächen dessen Wirkung.
Unter diesem Gesichtspunkt stelle ich mir bei Beratungen immer wieder die Frage nach den unerwünschten Bereichen im

Gesicht beziehungsweise im »Bild« der Kunden. Die Argumente wiederholen sich laufend. Menschen mit glatten Haaren haben beispielsweise den Wunsch nach verspielten, weichen Frisuren, nach Wellen und Locken. Die Beweggründe im Außen sind das Gefühl, zu streng oder zu hart zu wirken und somit schwieriger Kontakt zu den Mitmenschen zu bekommen. Ist die Haarfarbe zudem noch dunkel, wird das Ganze verstärkt. Unter vielen heller gefärbten und lockig gestylten Haaren verbirgt sich dunkles und glattes Haar.

Wenn die natürliche Haarform abgelehnt wird

Zum Glück haben die Zeiten der vielen Dauerwellen etwas nachgelassen. Dennoch wird glattes Haar sehr häufig manipuliert, vor allem mit zunehmendem Alter. Dürfen die Haare nicht in ihrer eigenen Kraft und Fallrichtung bleiben, reagieren sie mit Standlosigkeit und Sprungkraftverlust. Die innere Kraft und der eigentliche Ausdruck der Haare dürfen sich nicht zeigen, und somit verlieren die Körper- und Haarstruktur ihre Spannung. Wird das Sich-nicht-Anerkennen aufgedeckt und hört die Kontrolle auf, kommt dadurch die richtige Energie zum Vorschein. Das Haar und der ganze Mensch werden dadurch kräftiger.

Beispiel: Die Flughafenauskunft

Viele Jahre hatte eine Frau schon mit den unterschiedlichsten Personen gearbeitet und immer wieder feststellen müssen, welche Wirkung sie nach außen hat: Wenn sie ihr wahres Gesicht

zeigt, haben die anderen Menschen Schwierigkeiten, auf sie zuzugehen.
Sie ist um die 30, groß und sportlich und hat eine sehr starke Ausstrahlung, leuchtend blaue Augen und schulterlanges Haar. Ihre Naturhaarfarbe ist Dunkelbraun, die Haarstruktur ist kräftig und glatt. Doch den natürlichen »Rahmen« ihres Gesichts kann sie überhaupt nicht leiden. Deshalb lässt sie sich regelmäßig blonde Strähnen färben und föhnt die Haare mit vielen Rundbürsten lockig. Mit diesem Aussehen wird sie zu einem ganz anderen Typ, der ihr den Kontakt zu ihrer Umwelt wesentlich erleichtert. Optisch erscheint sie jetzt sehr zugänglich und weich. Nur den richtigen Mann hat sie noch nicht gefunden, denn immer wieder wiederholt sich das gleiche Beziehungsmuster: Nach einiger Zeit ziehen sich die Männer zurück und gehen auf Distanz. Sie argumentieren mit unterschiedlichsten Ausreden, nur einige waren so ehrlich zuzugeben, dass ihre Ansprüche ihnen zu hoch erscheinen.
Mit ihrem netten, freundlichen Bild nach außen hat sie sich selbst verstellt. Sie ist ein sehr tiefgründiger Mensch und hat einen großen Drang zur Psychologie. Als Ausgleich zu ihrem eher oberflächlichen Beruf liebt sie es, die Dinge zu hinterfragen und ihnen auf den Grund zu gehen. Nach ihrem äußeren Erscheinungsbild vermutet das aber niemand, wirkt sie doch so unkompliziert und leicht zugänglich.

Bei Naturlocken und -wellen ist genau das Gegenteil der Fall. Das weich wirkende Äußere anzunehmen fällt vielen häufig schwer. Locken und Wellen werden durch Glattziehen bekämpft und ignoriert. Dies kann auf chemischem Weg geschehen (der Umkehrprozess zur Dauerwelle) oder auf physikalischem (durch Föhnen, Wickler, Glätteisen usw.).

Das erste Mal wurde ich mit dieser Tatsache in meiner Kindheit konfrontiert. Meine Mutter ging bei Regen nicht aus dem Haus, weil sie Angst hatte, dass ihre Haare kraus werden könnten. Ich habe das damals nie verstanden. Im Frisörberuf habe ich aber sehr schnell bemerkt, dass sie kein Einzelfall ist und dass sehr viele Frauen so handeln.
Durch Haarsprays, Festiger, Toupieren und Kopftücher wird gegen die Feuchtigkeit von außen angekämpft. Die Frage, wann lockiges zu krausem Haar wird, hat mich lange Zeit beschäftigt. Für mich ist es der innere Widerstand gegen die Locken und Wellen, der sich außerhalb der Kopfhaut in Form von krausen und trockenen Haaren zeigt. Es ist der innere Widerstand gegen eine Energie, die nicht gewünscht beziehungsweise zugelassen wird. Und je länger dieser Zustand des Widerstandes anhält, desto mehr reagiert das Haar und zieht sich immer stärker zusammen. Mir erscheint hier der Vergleich mit einer Pflanze passend, die sich nicht ausdehnen darf in ihrem Wachstum. Diese wird versuchen den Raum auszunutzen, der vorhanden ist, und sich mehrfach in sich verschlingen – so wie krauses Haar.
Wenn Sie den Kampf gegen Ihre Haarstruktur beenden wollen, machen Sie sich den dahinter liegenden Grund bewusst. Der Widerstand wird meist über die Sprache deutlich. Menschen mit krausem Haar geben zum Ausdruck, wie sehr sie unter ihrer Haarstruktur leiden und sie negieren. Sie fühlen sich damit oft sogar eingeschränkt. Dahinter steckt die eigene innere Begrenzung, der Teil, den sie von sich ablehnen. Auffällig ist bei ihnen der Drang, immer perfekt aussehen zu müssen. Dies ist natürlich nicht nur bei Menschen mit Naturkrause beziehungsweise -welle der Fall, tritt dort jedoch besonders stark auf.

Beispiel: Der Geschäftsmann

Alle drei Wochen kam ein Geschäftsmann zum Haareschneiden. Seine Frisur wirkte perfekt, der Scheitel saß korrekt immer an derselben Stelle. Der Grund seiner häufigen Frisörbesuche war seine Naturwelle, die sich ab einer bestimmten Haarlänge zeigte. Und diese Naturwelle passte so überhaupt nicht in das Selbstbild dieses Mannes. Beruflich war er gezwungen, so glaubte er zumindest, eine Vorbildfunktion auszufüllen. Er war verantwortlich für viele Mitarbeiter und den Erfolg eines größeren Unternehmens. Auf mich wirkte er sehr angespannt und kontrolliert, er hatte immer schon den nächsten Termin im Kopf und gönnte sich nur wenige Pausen. Vorbildfunktion bedeutete für ihn auch makelloses Aussehen.
Die Naturwellen hätten sein Gesicht weicher gemacht, die Frisur wäre natürlicher gewesen, nicht mehr so angepasst. Doch diese Seite wollte dieser Mann nicht zulassen und auch nicht nach außen zeigen. Und so ließ er diesen Teil von sich alle drei Wochen symbolisch wieder »zurückstutzen«.

Zusammengefasst kann man sagen, dass Menschen mit Naturlocken oder -wellen diese natürliche, verspielte und auch wilde Seite an sich zeigen und dazu stehen sollten. Menschen mit glatten Haaren sollten ihr Kraftpotenzial nicht verstecken beziehungsweise abschwächen und sich nach außen auch so darstellen, wie sie sind.

Die Bedeutung der Haarfarbe

Wie bereits kurz erwähnt, sind blonde und braune Haare normalerweise feiner als rote und schwarze. Dafür haben blonde und braunhaarige Menschen bis zu 150 000 Haare auf dem Kopf, rot- und schwarzhaarige dagegen durchschnittlich nur etwa 85 000.

Die Haarfarbe hängt davon ab, in welcher Menge und in welchem Mischungsverhältnis die größeren, dunklen, matten Pigmente (Melanokeratide) und die kleineren, rötlich gelben Pigmente (Rhodokeratide) vorhanden sind. Die Pigmente werden von den Melanozyten – den Zellen, die sich auf der Haarpapille befinden – erzeugt. Für die Farbtiefe (Blond bis Schwarz) sind die Melanokeratide verantwortlich, für die Nuancierung (Gelb bis Rot) die Rhodokeratide.

Weißes Haar entsteht, wenn die Pigmentzellen ihre Leistungskraft verlieren und keine Pigmente mehr gebildet werden, graue Haare bestehen aus einer Mischung von pigmentierten und nicht pigmentierten Haaren. In unseren Breitengraden geht man davon aus, dass weißes beziehungsweise graues Haar eine Begleiterscheinung des Alterns ist. Naturvölker, die ihre Haarfarbe bis ins hohe Alter behalten und bei denen graues Haar weitgehend unbekannt ist, widerlegen diese Theorie.

Der Prozess der Farbbildung ist ein sehr komplizierter Vorgang und hier nur kurz angerissen. Für uns ist es aber wichtiger, sich mit der Bedeutung der Haarfarben und deren Veränderungen auseinander zu setzen. Schon immer hat man es verstanden, die natürliche Haarfarbe zu verändern oder zu unterstützen. Bereits bei den Ägyptern waren in der Antike um 3000 v.Chr. die Kosmetik, Frisurengestaltung und Perückenherstellung hoch entwickelt. Während das Volk zum Beispiel Nilpferdfett zur Pflege von Haut und Haar benutzte, verwendete die gehobene Schicht bereits wertvolle Balsame, Öle und Parfüme. Auch das Schminken des Gesichts war üblich: schwarze Tusche für die Augenbrauen, grüne Schatten auf den Augenlidern und rote Farbe für Wangen und Lippen. Zum Färben der Haare, Finger- und Zehennägel wurde Henna benutzt.

Sah man zu früheren Zeiten diese Hilfsmittel zur Untermalung der Schönheit, werden sie heute gezielt zur Typveränderung eingesetzt – leider nicht immer nur zum Vorteil.

Orientieren wir uns hier wieder am Gesicht als Bild und an den Haaren als den dazugehörigen Bilderrahmen. Die Natur bringt ganz besondere Kompositionen an unterschiedlichsten Variationen von Menschentypen zum Vorschein. Und sie versteht es besonders gut, die »Bilder« und die entsprechenden Umrahmungen feinstens aufeinander abzustimmen. So passen Augen-, Haut- und Haarfarbe immer zueinander und bewirken die bestmögliche Ausstrahlung.

Jeder Mensch ist mit seinen eigenen Farben und der dazugehörigen Schwingung ausgestattet. Es gibt eine verblüffende Übereinstimmung zwischen den Farben, zu denen man sich hingezogen fühlt, und der eigenen Hautbeschaffenheit, der Haar- und Augenfarbe.

Dies fand Professor Johannes Itten in einer Übung mit seinen Schülern 1928 heraus: Der Schweizer Maler, Kunstpädagoge und Mitbegründer des Bauhauses diktierte in diesem Jahr seiner Klasse seiner Meinung nach harmonische Farbakkorde. Die Schüler empfanden alle diktierten Farbakkorde als unangenehm und disharmonisch. Daraufhin ließ Professor Itten seine Schüler die Akkorde malen, die sie selbst als harmonisch und angenehm einstuften. Das Verblüffende an diesem Experiment: Die Blätter mit den Farbakkorden unterschieden sich stark voneinander. Gleichzeitig korrespondierten die jeweiligen Farbakkorde mit dem farbigen Gesichtsausdruck des Gestalters. Professor Itten schloss daraus, dass die harmonischen Farbzusammenstellungen die subjektive Empfindung des Einzelnen sind. Er nannte dies die »subjektiven Farben«.

Die Amerikanerin Carole Jackson griff die Theorie von Professor Itten auf und entwickelte die Vier-Jahreszeiten-Typologie. Diese veröffentlichte sie 1974 in ihrem Buch *Color Me Beautiful*. Als Erste hatte sie Ittens Studien der subjektiven Farbklänge auf den modischen Bereich ausgedehnt.

Wer sich seiner Körperfarben bewusst ist, kennt ihre positive Unterstützung und die kraftvolle Identität zwischen Mensch und Farbe. In vielen Tests hat sich gezeigt, dass Kinder bis zum vierten Lebensjahr diese Fähigkeit noch besitzen. Danach geht sie meistens verloren, denn die Prägungen von außen sind zu groß. Die Eltern, das persönliche Umfeld, Kindergarten, Schule, Modetrends und Emotionen sind nur einige Faktoren, die den naturgegebenen Instinkt beeinträchtigen. Statt sich von der Intuition leiten zu lassen, wählen viele Menschen ihre Garderobe danach aus, ob sie zu ihrem Bild oder »Image« passt – und auch die Haarfarbe und das Make-up werden dem angeglichen. Eine solche Anpassung kann nie befriedigend sein, zeigt sie doch nur einen Teil der Persönlichkeit, und zwar den Teil von uns, der am besten bei unserer Umwelt ankommt.

Wie bei einem farblich ausgewogenen Gemälde sind alle Körperfarben des Menschen aufeinander abgestimmt. Werden die Farben von Kleidung, Schmuck und sonstigem Dekor am Körper nach diesen Körperfarben ausgewählt, strahlen die »äußeren« Farben – der Mensch lebt im Einklang mit seinem farblichen Körper.

Ziel der Farbanalyse ist es, die urpersönliche Schönheit ans Licht zu bringen, indem sie die jeweilige Wertigkeit des Einzelnen herausfindet und unterstreicht. Wenn Sie sich zu Ihren Farben und zu Ihrem Typ bekennen, strahlen die Augen, das Hautbild zeigt sich von seiner besten Seite und die besonderen Merkmale wie zum Beispiel ausgeprägte Lippen, Augenbrauen oder Nasen dürfen wirken. Die natürliche Haarfarbe kommt dann voll zur Geltung.

Die »richtigen« Farben unterstützen aber nicht nur das Aussehen, sie wirken auch positiv auf das Körpergefühl. Über einen längeren Zeitraum habe ich bei verschiedenen Personen Kleiderfarben so getestet, dass diese sie nicht sehen konnten. Mit verbundenen Augen wurden sie aufgefordert, die Farben zu fühlen und als wohltuend oder als unangenehm einzustufen. Diese Versuche zeigten mir, wie die Schwingungen der Farben sich auf das gesamte Körpersystem positiv oder auch negativ auswirken. Die »richtigen« Farben passten nicht nur optisch, sie wurden auch immer als wohltuend und beruhigend beurteilt. Die »falschen« Farben wurden dagegen als störend, beunruhigend oder irritierend empfunden. Ich schloss daraus, dass solche Wirkungen auch bei Haarfarben zu beobachten sein müssten, und führte entsprechende Tests durch. Und ich kam zu denselben Ergebnissen: Die richtige Haarfarbe – und das ist immer die Naturhaarfarbe – wirkt sich positiv aus, während die falsche Haarfarbe als störend und schwächend erlebt wird. Diese Störung zeigt sich nicht nur optisch, sondern auch energetisch. Und mittlerweile bin ich davon überzeugt, dass chemisches Haarefärben unser ganzes Immunsystem beeinträchtigt.

Nicht nur die künstliche Farbe schadet, sondern auch der innere Konflikt, der dahinter steht. Die Aufdeckung der Gründe,

die zur Ablehnung des natürlichen Farbbildes geführt haben, kann ein Zurückführen in das Ursprüngliche bewirken. Und sofort ist danach Entspannung zu beobachten. Somit ist die Haarfarbe ein besonderer Ansatzpunkt zur Selbstfindung.
Für diejenigen, die Erfahrungen mit den natürlichen Heilkräften der Farben gemacht haben, wird dies selbstverständlich sein. Meine Hoffnung ist, dass zukünftig auch die Frisöre dies bei ihrer Arbeit berücksichtigen und nicht nur an ihren Umsatz denken. In den Großstädten gibt es bereits die ersten Frisörsalons, die ganz auf Chemie verzichten und nur noch mit Pflanzenprodukten arbeiten. Pflanzenhaarfarben richten keinen Schaden an, können allerdings die Naturhaarfarbe nur unterstreichen oder nuancieren, nicht grundlegend verändern.
Bei den richtigen beziehungsweise falschen Farben richtet sich die Farbberatung nach den vier Jahreszeiten. Es gibt den Frühlings-, Sommer-, Herbst- und Wintertyp.

Die Farben und die Persönlichkeit

Der Frühlingstyp

Haarfarbe: Die natürliche Haarfarbe bewegt sich zwischen Blond und Braun, der Grundton ist immer gelblich beziehungsweise golden. Rötliche Haare sind beim Frühlingstyp keine Seltenheit und man findet hier sehr schöne Farbspiele (Melierungen) im Haar, zum Beispiel Hellblond, Beigeblond, Goldblond, Bernstein, Haselnuss, Kupfergold, Kupfer, Tizian usw. Auch beim Ergrauen bleibt der warme Farbton sichtbar.

Hautfarbe: helle, klare Haut, Elfenbein mit Goldton, Pfirsichfarben, goldgrundige Sommersprossen, Haut kann intensiv erröten.
Augenfarben: Braun, Grün, Türkis, Graublau, Blau; meist goldener Schimmer oder goldene Einschüsse.
Kleiderfarben: Alle Farben sind hell, klar, lebendig mit einem gelben oder goldenen Unterton, zum Beispiel Elfenbein, Goldbeige, Karamell, Honig, Goldbraun, Apricot, Orangerot, Goldgelb, Gelbgrün, Apfelgrün, Türkis, Marineblau, Veilchenblau usw.
Persönlichkeit: Leichte, beschwingte, lebendige Ausstrahlung. Flink in den Bewegungen, lächelnd und freundlich, munter und manchmal impulsiv und unberechenbar. Der Frühlingstyp wirkt teilweise kindlich und unbeholfen (dahinter verbirgt sich zurückhaltende Intelligenz), dadurch kann der Eindruck von Oberflächlichkeit entstehen. Er ist sehr empfindsam, manchmal schüchtern und leicht verletzbar. Er ist sehr vielseitig und meist mit mehreren Dingen gleichzeitig beschäftigt. Die zarte Ausstrahlung und Persönlichkeit werden oft versteckt.

Der Sommertyp

Haarfarbe: Blond bis Brauntöne, ausgeprägte Aschtöne, zum Beispiel Hell-, Mittel- und Dunkelaschblond, mattes Braun, Hell-, Mittel- und Dunkelaschbraun, Braunschwarz usw. Blondtöne wirken silbrig weiß, zum Beispiel Platinblond. Die silbergrauen und weißen Haare (Blaugrau und Perlweiß) kommen oft früher als gewöhnlich und wirken sehr gut zur meist hellen Haut.
Hautfarbe: überwiegend hell mit einem rosafarbenen oder

rosabeigen Valeur. Durch den kühlen Unterton erscheint die Haut zart mit durchscheinender Blässe. Oft sieht man rosige bis rosabraune Sommersprossen.
Augenfarbe: zartes Grau, Graublau oder Graugrün. Manchmal auch Blau, Jadegrün oder Mittel- bis Dunkelbraun. Die Iris zeigt oft zarte, hellere Einschüsse oder einen grauen Rand.
Kleiderfarben: kühle, gedämpfte, gepuderte Farbtöne. Pastellfarben und Farben, die ineinander fließen, zum Beispiel Wollweiß, Milchweiß, Rosabeige, Rosabraun, Grautöne mit Blaustich, Rosé, Blau- bis Rottöne, Weinrot, Blau- bis Grüntöne, Violett, Graublau usw.
Persönlichkeit: klassisch, kontrolliert, freundlich und liebenswürdig. Vielseitige Interessen, gute Zuhörer und ernsthaftes Interesse an Mitmenschen. Der Sommertyp verliert sich leicht in den Problemen anderer, handelt analytisch und hat gute organisatorische Fähigkeiten. Er ist sehr stabil, manchmal eigensinnig und schwer von einer Sache zu überzeugen. Er legt viel Wert auf Tradition und Familie und ist sehr treu.

Der Herbsttyp

Haarfarbe: Goldblond, Rotblond, intensives Rot bis Schwarz. Allen Haarfarben gemeinsam sind rötliche oder goldene Glanzlichter: Goldblond, Goldbraun, Haselnuss, dunkles Bernstein, Goldorange, Rotgold, Rot usw.
Hautfarbe: Die Haut wirkt im Gegensatz zum Frühlingstyp häufig blasser. Feine, helle Elfenbeinhaut mit rötlichen Sommersprossen, auch Beige und Pfirsichfarben, goldene Bräune.
Augenfarbe: braune Augen in vielen Variationen von goldenem Bernstein über Rotbraun bis hin zu Schwarzbraun. Warm

schattierte grüne Augen wie Moosgrün oder Avocadogrün mit goldenen Flecken, seltener Türkis- oder Petrolfarben.
Kleiderfarben: satte, warme Töne wie die des Laubes. Farben, wie sie an einem goldenen Herbsttag entstehen, zum Beispiel Schokoladenbraun, Bronze, Rostbraun, Ziegelrot, Tomatenrot, Maisgelb, Kürbisgelb, Ocker, Gold, Moosgrün, Olivgrün, Petrolblau usw.
Persönlichkeit: sehr individuell, gewöhnlich extrovertiert, manchmal auch ruhig und zurückhaltend. Offenheit und Enthusiasmus, Perfektionismus und Organisationstalent sind oft anzutreffen. Die Stimmungen sind sehr schwankend, bedingt durch grenzenloses Vertrauen und Leichtgläubigkeit. Unberechenbarkeit und Unabhängigkeit treten häufig auf sowie Optimismus und Naturverbundenheit.

Der Wintertyp

Haarfarbe: häufig hell- bis dunkelbraunes, aschfarbenes Haar, auch schwarz, tiefschwarz, blauschwarz, grau meliert oder silbergrau. Als Kind blassgelbes, blondes Haar, das mit zunehmendem Alter nachdunkelt.
Hautfarbe: blaugrundiger oder olivfarbener Hautton. Die Haut ist sehr dick und der Unterton meist schwer zu erkennen. Auch sehr helle, weiße, porzellanfarbene Haut mit starkem Kontrast zu dunklen, schwarzen Haaren. Manchmal leicht olivfarbene Sommersprossen.
Augenfarbe: Alle Augenfarben sind hier zu finden. Häufig braune Augen, goldbraune und schwarzbraune, auch blaue, graue, grüne und türkisfarbene. Starker Kontrast zwischen der Iris und dem sie umschließenden Weiß.

Kleiderfarben: kühle, klare und kontrastreiche Farben. Intensive leuchtende Farben wie auch glitzernde Eistöne. Schneeweiß, Grau, Schwarz, Pink, Zyklamen, Rot, Zitronengelb, Smaragdgrün, Türkisblau, Königsblau, Violett usw.
Persönlichkeit: lebhaftes, farbiges Äußeres, starke Persönlichkeit, die oft im Mittelpunkt steht. Entschlussfreudigkeit, eiserner Wille und Durchsetzungskraft, manchmal auch Sturheit und Dominanz zeichnen den Wintertyp aus. Durch starke Ausstrahlung verunsichert er oft die anderen. Er muss den »ersten« Schritt machen und ist eine Führungspersönlichkeit.
Im farbigen Fototeil dieses Buches zeigen drei aufeinander folgende Fotos am Beispiel des Wintertyps, wie sich eine Persönlichkeitsentwicklung innen wie außen positiv bemerkbar macht.

Die Farbanalyse bezieht sich primär auf den Hautunterton, der sich aus den Farbpigmenten Melanin (braun), Karotin (gelb) und Hämoglobin (rot) zusammensetzt. Die Farben der einzelnen Typen stellen eine optimale Harmonie zur ererbten Pigmentierung her und somit auch zur Haut, zu den Haaren und den Augen. Bei dieser Harmonie wird in der Farbberatung von den »richtigen Farben« gesprochen.
Wie schon kurz erwähnt, verbessern die richtigen Farben nicht nur unser Aussehen, sondern unterstützen uns auch in unserer Energie: Farben können die Selbstheilungskräfte auf körperlicher, geistiger und seelischer Ebene anregen und so im ganzheitlichen Sinn harmonisieren und heilen. Der menschliche Organismus braucht Farbenergien, um im Energiefluss zu bleiben.
Um die Wirkung von Farben zu verstehen, ist es notwendig, sich mit dem feinstofflichen Energiesystem des Menschen auseinander zu setzen. Unsere Gefühle und Gedanken drücken

sich nicht nur durch Worte, Handlungen oder körperliche Reaktionen aus, sondern auch durch elektromagnetische Schwingungen. Die ganze Schöpfung besteht aus Energieschwingungen.

Es gibt einen wichtigen Zusammenhang zwischen den richtigen Farben und unserer inneren Entwicklung. Es geht dabei um das Annehmen dessen, was ist und was immer schon vorhanden war und wieder integriert werden möchte, innen wie außen. Wären wir in unserer kindlichen Intuition geblieben, würden wir »unsere« Farben kennen und eine Farbberatung wäre überflüssig. Doch weil so viele diese Intuition verloren haben und ihre richtigen Farben nicht kennen, besteht hier enormer Nachholbedarf. Wir sind so durch die Umwelt beeinflusst, dass es uns schwer fällt, zu uns zu stehen, zu unserer Energie, zu unseren Gefühlen, zu unserem Aussehen. Jede Manipulation unseres Aussehen entspringt einem negativen Denkmuster über uns selbst. Auf die Haarfarbe bezogen heißt das, dass jede Manipulation unserer Haarfarbe einem Nicht-Annehmen unserer ursprünglichen Energie entspricht. So zeigt sich jede Ablehnung in uns auch an unserem Äußeren, und umgekehrt.

Ich habe ganz bewusst beim Thema Haarfarbe diesen kleinen Ausflug in die Farbberatung gemacht, denn bei den einzelnen Farbtypen wiederholen sich auffällig oft die Wünsche der farblichen Haarveränderungen. So möchte der Wintertyp zum Beispiel seine starke Ausstrahlung abschwächen: Die oft dunklen Haare werden aufgehellt, häufig auch blond gefärbt. Der Sommertyp empfindet sich nicht selten als langweilig, die Haare werden als fade und ohne Farbspiel eingestuft. Die aschigen Haare können nur schwer positiv gesehen werden und werden daher oft verändert. Bei den warmen Farbtypen Frühling und

Herbst habe ich beobachtet, dass auf die schönen natürlichen Farbspiele kein besonderer Wert gelegt wird. Der Frühlingstyp versucht sich nach außen zu schützen und die zarten, frischen Farben werden versteckt oder nicht gezeigt. Sommersprossen werden zugeschminkt und die blonden oder kupferrötlichen Haare dunkler getönt oder hellblond gefärbt. Und der Herbsttyp zeigt selten seine Farbenvielfalt oder schwächt diese mit neutralen Farben ab.

Allein durch die Wünsche der farblichen Haarveränderung könnte man den Farbtyp häufig leicht bestimmen, doch welcher Zusammenhang besteht zur Persönlichkeitsstruktur? Warum tauchen bei den einzelnen Farbtypen sich wiederholende Veränderungswünsche auf? Meiner Meinung nach wird mit den äußeren Veränderungswünschen einer Auseinandersetzung mit den inneren Themen aus dem Weg gegangen. Es ist einfacher, das Aussehen den eigenen Vorstellungen anzupassen, als genau hinzuschauen, warum wir einzelne Anteile von uns nicht mögen beziehungsweise ablehnen. Und so wird im Außen ein anderes Bild aufgebaut, als innen tatsächlich vorhanden ist.

Hierzu einige Beispiele:

Blonde Haare oder Hellerfärben

Besonders in Europa ist das Hellerfärben sehr populär, nicht nur bei Frauen, auch immer mehr Männer folgen diesem Trend. Entweder wird das ganze Haar durch Färben oder Blondieren aufgehellt oder auch nur teilweise durch die verschiedensten Strähnentechniken bearbeitet.

Wenn ich Kunden und Kundinnen befrage, warum sie ihre Haare aufhellen lassen, bekomme ich immer dieselbe Antwort: Die Naturfarbe sei zu dunkel, zu dominant oder zu langweilig. Ich nehme aber etwas ganz anderes wahr, wenn ich die gefärbten Haare betrachte: Die Gesichter werden durch die hellere Farbe abgeschwächt, besondere Merkmale kommen nicht mehr so zur Geltung, die Augen verlieren an Ausdruck, alles wird freundlicher und weicher, die Ausstrahlung ist aber nicht mehr so kräftig. Gehe ich dem näher nach, wird meist sehr schnell klar, was da abgeschwächt wird, ein paar gezielte Fragen bringen es in der Regel ans Licht: Es ist ein Persönlichkeitsanteil, den die Betreffenden bei sich selbst nicht akzeptieren und folglich auch nach außen nicht zeigen möchten. Dieser Persönlichkeitsanteil, es ist die Schattenseite, wird als negativ empfunden. Doch diese Schattenseite in uns drängt nach Erlösung und möchte integriert werden. So wäre es wesentlich besser, diese bewusst zu machen, als sie zu verdrängen. Dann wäre auch das Aufhellen der Haarfarbe unnötig. Wir würden uns so zeigen, wie wir sind, und uns auch so verhalten. Leider erlebe ich aber immer wieder, dass viele ihre Schattenseite nur ahnen und nicht damit konfrontiert werden möchten.
Die Natur hat es so eingerichtet, dass es Zeiten gibt, in denen wir uns mit diesen Themen beschäftigen sollten. Für diejenigen, die mit der Astrologie vertraut sind, kommen diese Zeiten nicht überraschend, und sie lassen die inneren Veränderungen zu. Anhand der Planetenstellungen sind die Entwicklungsphasen abschätzbar und man kann entsprechend reagieren. Wer diese Zeiten nicht kennt, ist leicht dazu geneigt, im Außen die anstehenden Veränderungen zu suchen.
Sehr gut kann man dies jedes Jahr nach dem Sommer beziehungsweise im Herbst beobachten. Die lichtvolle Jahreszeit

geht dem Ende zu und es kommt die ruhige, besinnliche Zeit des Rückzugs. Die Ernte wird eingeholt und die aktive Zeit in der Natur ist vorbei. Wie die Natur sollten auch wir unsere Aktivitäten reduzieren und uns auf das kommende Jahr vorbereiten. Es ist die beste Zeit, sich mit den anstehenden inneren Themen auseinander zu setzen und sich weiterzuentwickeln.

In dieser Jahreszeit, speziell von Ende Oktober bis Anfang Januar, werden viele Menschen depressiv und flüchten lieber vor diesen Wochen (und damit auch vor ihren inneren Themen). Im Frisörsalon fällt mir auf, dass in dieser Zeit besonders viel gefärbt und speziell heller gefärbt wird. Die triste Stimmung darf nicht nach außen gezeigt werden und es wird versucht, durch aufgehellte Haare den wahren Gemütszustand zu vertuschen. In dieser erfolgsorientierten Welt ist kein Platz mehr für Melancholie und es fällt uns schwer zu zeigen, dass es auch Zeiten gibt, in denen wir nicht immer nur gut drauf sind. Doch ohne Tiefgang nehmen wir uns auch die Hochphasen im Leben, ohne Traurigkeit gibt es keine Glücksgefühle, und so kommen wir immer mehr in einen Gleichklang der Gefühle ohne Höhen und Tiefen. Es ist zwar nicht immer schön, auch destruktive Stimmungen anzunehmen und zu durchlaufen, doch wirkt es sehr befreiend und schafft Raum für neue Dinge.

Bei meinen Kunden ist immer wieder interessant, wie die inneren Bilder auf die Haare projiziert werden. Sie empfinden ihre Haarfarbe als trist, langweilig, glanzlos und dunkel, ich erlebe dagegen, dass eine dunkle Wolke ihren Kopf und ihre Aura umgibt, eine dunkle Wolke, die durch die eigenen negativen Gedanken in Verbindung mit dieser Jahreszeit und der eigenen Schattenseite entsteht. Wenn die Gründe dafür in einem tieferen Gespräch erarbeitet werden und sich die Gedankenhaltung

und die Einstellung dadurch ändern können, hellt sich diese dunkle Wolke in der Aura schnell auf und die Haarfarbe wird, ohne zu wissen, was da genau geschehen ist, als heller, glanzvoller und lebendiger empfunden. Diesen entscheidenden Moment in der Geisteshaltung versuche ich ganz bewusst zu provozieren und es ist immer wieder ein großes Geschenk für mich, zu sehen, wie die Veränderung eintritt. Natürlich sind nicht alle Probleme damit gelöst, doch ein großer, wichtiger Schritt ist schon geschehen. Ein großer Schritt in Richtung Erkenntnis, dass nur wir selbst es sind, nur wir allein, die uns begrenzen und unser Wachstum verhindern.
Ich habe oft genug erleben dürfen, wie Haare von selbst heller, leuchtender und glanzvoller werden – ohne Eingriff von außen. In dem Moment, in dem wir Licht oder, besser: Positives, in unser Inneres vordringen lassen und alles so annehmen, wie es ist, kann das von allein geschehen, unabhängig davon, welches Wetter oder welche Jahreszeit vorherrscht. Wir unterliegen einer Täuschung, wenn wir glauben, wir könnten durch eine Manipulation der Haare oder des Aussehens unsere Stimmungen verändern. Kurzfristig mag das funktionieren, auf längere Sicht entspricht das jedoch einer Abspaltung vom wahren Ich. Und die Themen, die für die dunklen Wolken um uns herum verantwortlich sind, werden damit nur verdrängt.
Wenn Sie das nächste Mal mit Ihrer Haarfarbe unzufrieden sind, ziehen Sie sich an einen ruhigen Ort zurück und machen Sie eine Lichtmeditation (siehe Seite 187 f.). Wenn Sie offen dafür sind, werden die wahren inneren Gründe der Unzufriedenheit sicher ans Licht kommen.

Beispiel: Die Stewardess

Die 32-jährige Frau ist ca. 1,75 Meter groß, sehr hübsch und hat naturgelockte Haare. Ihre Naturhaarfarbe ist Mittel- bis Dunkelblond mit einer natürlichen Melierung. Seit Jahren lässt sie sich viele platinblonde Strähnen ins Haar machen, von ihrer Naturhaarfarbe ist nicht mehr viel zu erkennen. Auf den ersten Blick sieht das attraktiv aus, näher betrachtet verschwindet dabei aber ihre Persönlichkeit. Die Haarstruktur wirkt durch das Färben sehr ausgetrocknet, ihr Äußeres hinterlässt bei mir einen eher unnatürlichen Gesamteindruck.

Dabei hat sie ein sehr natürliches Naturell: Sie treibt viel Sport, unterrichtet im Fitnessstudio Aerobic, ist sehr naturverbunden und führt gerne Gespräche, die in die Tiefe gehen. Sehr unzufrieden ist sie aber mit der Oberflächlichkeit in ihrem Beruf. Es gibt dort nur wenige Menschen, mit denen sie sich richtig gut unterhalten kann. Am liebsten würde sie einigen Fluggästen, vor allem den Männern, mal richtig die Meinung sagen, denn die Art, wie sie oft behandelt wird, gefällt ihr ganz und gar nicht. Doch ihr innerer Konflikt zwischen dem braven, liebenswerten Mädchen und der tiefgründigen, erwachsenen Frau verhindert dies.

Mit den hellen Haaren möchte sie unbewusst die Kraft ihrer Persönlichkeit nicht ganz zeigen. Sie hat Angst davor, ganz nach ihren Gefühlen zu handeln, Angst vor Ablehnung, Angst, ihr Gesicht von ihrer tiefen Seite zu zeigen. Ihre früheren Erfahrungen mit dem Vater waren nicht die besten, wenn sie dies tat. Die hellblonden Haare wirken wie ein Weichzeichner, ein Filter, der ihr ausdrucksstarkes Gesicht verschleiert.

Rote Haare

Nicht einmal drei Prozent der Weltbevölkerung haben von Natur aus rote Haare. Und die, die auf diese besondere Haarfarbe stolz sein könnten, lehnen sie in den meisten Fällen ab.
Schon in den frühen Jahren sind rothaarige Kinder auffälliger als die anderen, was das Leben nicht unbedingt einfacher macht: Sie werden wegen ihrer Haarfarbe oft gehänselt. Im Mittelalter wurden rothaarige Frauen als Hexen verfolgt und verbrannt, ihre geheimnisvolle Ausstrahlung wurde mit Magie in Verbindung gebracht. Und auch heute noch gelten rothaarige Frauen als sehr geheimnisvoll und anziehend. Doch nur wenige Rothaarige können zu ihrer natürlichen Haarfarbe stehen. Die Erlebnisse in der Kindheit mit der Außenseiterrolle haben ihre Spuren hinterlassen. Und so wird das natürliche Rot häufig blond oder auch dunkler gefärbt.
In jedem Falle soll der Ausdruck abgeschwächt werden. Diese Abschwächung der Haarfarbe hat bei Rothaarigen mit der Abschwächung ihrer Einzigartigkeit und Individualität zu tun. Nach außen wirken sie verträumt, ruhig, manchmal abwesend. Doch tief im Innersten brodelt der Vulkan und bereitet sich stets auf den Ausbruch vor. Diese Unberechenbarkeit macht sie so interessant und hat etwas sehr Magisches.

Beispiel: Die Bankangestellte

Die Frau hatte bei ihrem ersten Besuch bei mir ein Foto in der Hand. So hätte sie ihre Haare gerne. Auf dem Foto war ein blondes Modell abgebildet mit welligen, langen Haaren, sehr auf sexy getrimmt. Sie dagegen sah sehr konservativ aus, war

mit einem schlichten Kostüm gekleidet und wirkte sehr angepasst. Von ihrer Naturhaarfarbe war nur wenig zu sehen: Unter den blond gesträhnten Haaren war nur sehr versteckt ein schönes Rot zu erkennen. Ein Rotton, den sich viele Frauen wünschen würden. Auf die Frage, was sie an sich nicht möge, kam als klare Antwort: die Haarfarbe.
Im folgenden Gespräch wurde sehr schnell klar, warum sie ihre Haarfarbe nicht mochte. Tief in ihrem Inneren verbarg sich eine künstlerische Ader, die sie sich nicht zu leben traute. In ihrem Berufsleben war dafür kein Platz, alles in ihrem Leben war auf Sicherheit und Beständigkeit aufgebaut. Sie hatte kaum den Mut, ihre inneren Bedürfnisse auszusprechen, ganz davon zu schweigen, sich selbst zu leben. Und so war auch klar, warum sie nicht zu ihrer Haarfarbe stehen konnte. Das, was tief in ihr verborgen war und noch nicht gelebt war, wollte sie unbewusst wenigstens mit ihrer gewünschten neuen Frisur andeuten.

Ganz anders ist es dagegen bei Menschen, die sich die Haare rot färben. Sie hätten gerne diese magische Ausstrahlung, die ihnen von Natur aus nicht gegeben ist. Auffällig erscheint die Signalwirkung, die erzeugt werden möchte. Sie senden eine Doppelbotschaft aus, der sie sich in den seltensten Fällen bewusst sind. »Schau her, ich bin etwas Besonderes, aber versuche nicht, mir zu nahe zu kommen« ist die häufig dahinter steckende Botschaft. Unter den auffällig gefärbten Haaren verbergen sich unspektakuläre Naturfarben und das Gefühl, zu langweilig und zu unauffällig zu sein. Es sind auch hier wieder Bilder der Gefühlswelt, die zur Veränderung der Haarfarbe veranlassen.

Beispiel: Die Studentin

Das Gesicht der Studentin war vielfach gepierct und auffällig geschminkt, die Ohren waren übersät von Ringen. Die Haare waren sehr kurz geschnitten und nach oben aufgestellt. Am auffälligsten war jedoch die Haarfarbe: ein knalliges, leuchtendes Feuerrot. Mit dieser Fassade wollte sie ganz bewusst provozieren. Sie fand diese Gesellschaft langweilig und spießig und besonders auch ihr Elternhaus. Sehr häufig hat sie mit ihrem Aussehen Aufsehen erregt, doch das war ihr nur recht: So konnte sie den »Spießern« ihre Meinung sagen und wurde ihre Aggressionen los. Unbewusst hielt sie mit ihrem Outfit Distanz zu ihrer Umgebung, auch zur Männerwelt, denn sie hatte Angst, sich auf eine Beziehung einzulassen und vielleicht dieselbe Geschichte wie ihre Eltern nachzuleben. Ihr ganzes Verhalten wirkte aufgesetzt – so wie ihr Äußeres.

Bunte Haare

Vor einigen Jahren ist man mit bunten Haaren noch sehr aufgefallen. Heute ist das nichts Besonderes mehr, und gerade in den Großstädten gibt es viele junge Leute, die mit ihrer Haarfarbe experimentieren. Der Markt bietet fast jede erdenkliche Haarfarbe und die Jugendlichen wissen damit umzugehen. Diese Farben lassen sie sich fast nie beim Frisör machen, das wäre für sie meistens zu teuer. Nach der Schule, Uni oder Arbeit wird zu Hause gegenseitig koloriert. Blau, Grün, Gelb, Rot, Rosa, Lila, Schwarz – alles ist recht, um das triste Alltagsleben etwas aufzupeppen. Und wenn sich die Eltern oder andere darüber aufregen, dann hat man genau das erreicht, was bezweckt werden sollte: Aufmerksamkeit!

Beispiel: Der Schüler

Ein 18-jähriger Schüler kommt sehr unregelmäßig in den Frisörsalon zum Haareschneiden. Das letzte Mal ließ er sich die Haare ganz kurz schneiden, so eine Art Bürstenhaarschnitt. Ein paar Tage nach dem Schnitt färbte ein Freund, der damit schon Erfahrung hatte, seine Haare platinblond. Das fand der Schüler eine Zeit lang ganz witzig, aber irgendwie dann doch wieder zu normal. Also griff er zur blauen Farbe. Dies geschah alles kurz vor einer großen Familienfeier der Großeltern. Sein Vater war entsetzt, aber das beeindruckte den Schüler wenig. Insgeheim wollte er den Ärger sogar erreichen, denn er fand die Familienfeiern immer schon sehr langweilig und öde. Und mit seinem neuen Outfit hat er endlich einmal einen Akzent gesetzt, wo er es doch sonst gewohnt war, das Geschehen gelangweilt am Rande mitzuverfolgen.
Für die nächste Feier hat er schon wieder eine neue Idee. Er möchte sich den Kopf kahl rasieren. Seine Familie findet er zu bürgerlich und zu eingefahren, und es macht ihm Spaß, aus der Reihe zu tanzen.

Dunkle Haare und dunkles Färben

Bei den verschiedenen Typen nach der Farblehre hat sich gezeigt, dass der Wintertyp die stärkste Ausstrahlung hat. Bei ihm kommen auch die dunkelsten Haare vor: dunkelbraune, schwarze und blauschwarze. Die meisten Farbigen sind zum Beispiel Wintertypen. Sie haben häufig sehr dunkle Haare.
Warum dunkle Haare aufgehellt werden, haben wir bereits gesehen. Doch warum werden Haare dunkler gefärbt, dunkler, als die Natur es vorgesehen hat? Bei so manchen Schlagerstars kann man beobachten, dass sie ihre grauen Haare und ihr Älterwerden vertuschen wollen und mit zunehmendem Alter immer dunkler werden. Färbt man Haare dunkler, so wird die Farbe jedes Mal eine Spur intensiver, da sich die künstlichen Farbpigmente überlagern. Man sieht das auch bei älteren Frauen. Die Haarfarbe wirkt dann viel zu hart und zu unnatürlich im Vergleich zum Gesicht.
Aber nicht nur graue Haare geben den Ausschlag, Haare dunkler zu färben. Bei Jugendlichen in der Pubertät sieht man häufig gefärbte schwarze oder blauschwarze Haare. Diese Altersgruppe möchte ihr weiches, jugendliches Gesicht ausdrucksstärker, härter wirken lassen, als es eigentlich ist. Sie möchte sich abgrenzen. Und das ist überhaupt der häufigste Grund dafür, wenn Haare dunkel gefärbt werden: sich abzugrenzen.
Das Gesicht wird mit den helleren, natürlichen Haaren als zu weich, sensibel und nichts sagend empfunden. Durch die dunkleren Haare, meist verbunden mit dunklerem Make-up und dunkler Kleidung, fühlen sich die Betreffenden sicherer und stärker. So schützt das Outfit das zarte Seelchen, das sich darunter verbirgt. Die Themen, die im Inneren ungeklärt sind, sollen auf keinen Fall außen sichtbar sein. Man stellt sich also

einfach härter dar, als man ist. Dies sieht man am besten wieder bei Jugendlichen. Sie sind zwar emotional und materiell noch abhängig von den Eltern, wollen dies aber auf keinen Fall in der Öffentlichkeit demonstrieren oder zugeben.
Sind Haare sehr dunkel gefärbt, gehe ich vorsichtig an dieses Thema heran. Die Betreffenden benötigen den Schutz, den ihnen dunklere Haare geben, zudem ist bei ihnen oft eine große Abwehrhaltung anzutreffen. Man kann also nur in sehr langsamen Schritten dem Schutzpanzer näher kommen.

Beispiel: Die Krankenschwester

Eine Kundin hatte eine zierliche Figur, war ungefähr 1,65 Meter groß, stark geschminkt und wirkte sehr dominant. Ihr Haarschnitt war sehr geradlinig, fast männlich, die Haare waren schwarz gefärbt. Sie gab mir klare Anweisungen mit kurzem Wortlaut. Doch ihre Augen verrieten ihre Unsicherheit, und ihre Abwehrhaltung war durch die Körpersprache deutlich.
Erst nach einigen Besuchen hatte sie Vertrauen gefasst und begann etwas von sich zu erzählen. Ihr Beruf als Krankenschwester war mit großen Anstrengungen verbunden, für Freizeit war so gut wie kein Platz in ihrem Leben. Sie hatte das Gefühl, dass alle um sie herum nur ständig fordern würden: ihr Chef, die Kollegen, die Patienten und auch deren Angehörige. Sie fühlte sich ständig überfordert. Ihr Äußeres hatte sie im Laufe der Jahre selbst so entwickelt, sie war sich über deren Schutzwirkung jedoch nicht im Klaren.
Ihre Naturhaarfarbe war übrigens Mittelblond. Unter ihrer Haarfarbe und dem starken Make-up verbarg sich eine sehr sensible Persönlichkeit.

Die Bedeutung des Frisurstils

Die Schmuckfunktion der Haare hat die Menschheit dazu veranlasst, unzählige Frisurformen zu kreieren. Der Frisörberuf müsste eigentlich zum Kunsthandwerk ernannt werden, wenn man sieht, was mit Haaren heute alles möglich ist. Und immer wieder entstehen neue Trends, neue Formen und neue Ideen rund um die Haare. Durch die Art, wie wir unsere Haare tragen, drücken wir innere Bilder aus und zeigen sie im Äußeren – innere Bilder, die unsere Gefühle, Einstellungen und Haltungen zeigen, ganz bewusst oder auch unbewusst.
Ganze Generationen haben das so praktiziert und tun es heute noch. Haare sind für den Persönlichkeitsausdruck ungeheuer wichtig. Jede Zeitepoche war auch über den Frisurstil erkennbar. Das ist noch heute so, nur sind die unterschiedlichen Epochen wesentlich kürzer geworden. Erinnern Sie sich zum Beispiel noch an die Frisuren der 80er-Jahre, der 60-er, 20-er oder, oder, oder? Die Gesichter änderten sich nur unwesentlich, doch an den Frisuren war die Zeit erkennbar.
Schon immer wurde mit der Frisur die dazugehörige Zeitgeschichte symbolisiert. Ganz bewusst haben dies beispielsweise die Hippies gezeigt. Mit ihren zotteligen und ungepflegten Haaren wollten sie ihre Vorstellung vom Leben zum Ausdruck bringen. Und je mehr sie sich der Gesellschaft wieder anpassten, desto angepasster wurden auch wieder ihre Frisuren. Mit ihren Pilzköpfen haben auch die Beatles für Aufruhr gesorgt, nur weil ihre Haare etwas länger waren als zu dieser Zeit üblich. Dieses Aussehen war damals eine Art Revolution.
So gäbe es unzählige weitere Beispiele, wie Frisuren die innere Entwicklung der entsprechenden Zeitepoche darstellten. Sicher

haben Sie selbst noch viele Bilder vor Ihren Augen, wenn Sie sich an Ihre Lebensgeschichte und die entsprechenden Frisuren zurückerinnern.
In diesem Kapitel gehe ich mit einigen Beispielen auf die meist unbewussten Darstellungen der inneren Haltungen und Einstellungen ein, die über Frisurstile gezeigt werden. Da unsere Haare aus einem leicht formbarem Material bestehen, können sie leicht dazu eingesetzt werden, Gesichter zu betonen oder zu verstecken, zu vergrößern oder zu verkleinern, weich zu machen oder hart, eben so darzustellen, wie wir es mit unseren inneren Bildern gerne sehen möchten.

Der (Um-)Welt die Stirn bieten

Die Stirn füllt ungefähr ein Drittel der gesamten Gesichtsfläche aus. Durch die Haare am Stirnansatz kann man die Stirn betonen oder auch ganz verstecken. Nimmt man die Haare aus der Stirn, kommt das Gesicht voll zur Geltung und auch der damit verbundene Gesichtsausdruck.
Jeder Mensch hat sich im Leben bestimmte Grundhaltungen angeeignet, die er mehr oder weniger nach außen tragen möchte. Je weniger er diese zeigen möchte, desto mehr wird er versucht sein, die Stirn durch die Haare bedeckt zu halten. Ich habe schon viele Kunden erlebt, die ihr Gesicht und ihre Stirn nicht zeigen wollen und auch selbst nicht sehen können. Sie fühlen sich nur sicher, wenn die Haare die Stirn verdecken. Manche würden am liebsten auch noch die Augen zudecken mit ihrer Ponyfrisur. Beim Haareschneiden kontrollieren sie jeden Zentimeter sehr angespannt.

Auffällig ist, dass sehr verschlossene Menschen auch unbedingt ihr Gesicht verstecken wollen. Diese Verschlossenheit bezieht sich hier hauptsächlich auf die Gefühlswelt. Manche Menschen sind sehr redegewandt und umgänglich und haben es gelernt, mit ihren Gesprächen von sich abzulenken. Sie wirken sehr offen, haben jedoch große Angst, dass ihnen jemand emotional zu nahe kommt. Eine solche Verschlossenheit ist nicht immer leicht zu erkennen.
Mit der Freilegung der Stirn geben wir den geistigen Welten Raum und öffnen uns diesen. Wir stellen damit den geistigen Aspekt des eigenen Lebens in den Vordergrund.

Bärte

Eine ähnliche Funktion wie die Stirnhaare haben Barthaare. Ein Teil des Gesichtes kann damit sehr leicht versteckt werden und es wird nur noch ein Teil der Persönlichkeit gezeigt. Ein Bart eignet sich somit hervorragend, um Nähe abzuwehren und sensible Stellen im Gesicht nicht zu zeigen.

Beispiel: Der Oberlippenbart

Ein Kunde regte sich sehr auf, weil sein Schnurrbart beim Schneiden zu kurz geraten war. Dieser Kunde war Mitte 40 und leitender Angestellter einer Bankfiliale. Sein Haarschnitt war immer sehr korrekt, nur der Bart wirkte ungepflegt. Von seinen Lippen war nichts mehr zu sehen. Ich dachte mir nicht viel dabei, als ich seine Lippen freilegte, doch seine Reaktion

war für mich zunächst unverständlich: Er war außer sich vor Wut, als er das Ergebnis sah, und verließ erregt den Salon. Bei seinen nächsten Besuchen durfte ich seinen Bart nicht mehr schneiden, nur noch seine Haare.
Erst einige Monate später verstand ich den Zusammenhang: Er erzählte mir beiläufig, dass er Junggeselle sei, immer noch mit seiner Mutter zusammenwohne und dass das auch schon sein ganzes Leben lang so gewesen sei. Da wurde mir klar, dass seine Führungsposition im Beruf und die Rolle des Muttersöhnchens zu Hause nicht zusammenpassten. Unbewusst wollte er aus diesem Grunde eine seiner emotionalsten Stellen, seine Lippen, nicht mehr sehen und auch nicht mehr zeigen.

Sicher gilt nicht für alle Bartträger, dass sie Emotionen verstecken wollen, doch oft genug habe ich beobachtet, dass sie sehr verstandesorientiert sind und ihre Gefühle kontrollieren. Bei der Therapiearbeit mit bärtigen Männern passiert immer das Gleiche: Sobald der emotionale Konflikt aufgedeckt ist, muss der Bart rasiert werden, da der Wunsch, das Gesicht und die Bedürfnisse endlich zeigen zu können, in den Vordergrund tritt. Die innere Befreiung muss auch äußerlich vollzogen werden, der »alte Bart« muss ab.
Mit den Frisuren, die das Gesicht verdecken, passiert Ähnliches: Wird bewusst, welche Anteile der Persönlichkeit nicht sichtbar sind, hat das Versteckspiel ein Ende. So wie über die Gesichtsform ein negatives Denkschema aufgebaut wurde, ist diese Sichtweise auch über eigene Persönlichkeitsanteile wieder zu finden. Werden diese Anteile transformiert und angenommen, entsteht das Bedürfnis, diese zu zeigen und dazu zu stehen.
Für Bartträger schlage ich eine sehr wirkungsvolle Selbsterfah-

rung vor: Wenn Sie den Grund, warum Sie einen Bart tragen, herausfinden wollen, lassen Sie sich auf die dazugehörige Körpererfahrung ein. Fordern Sie Ihre Partnerin oder jemand, der ihnen sehr nahe steht, auf, Sie an den Körperstellen zu massieren, die vom Bart verdeckt werden. Lassen Sie dabei die inneren Bilder kommen, warum Sie diese Bereiche schützen. Wenn Sie das Ganze noch intensiver erleben wollen, rasieren Sie diese Stellen des Gesichtes oder des Halses und lassen Sie sich dort streicheln und zärtlich berühren und beobachten Sie auch den entstehenden Widerstand. Wenn Sie sich ganz darauf einlassen, werden Sie herausfinden, warum Sie Bartträger sind. Nur so viel schon im Voraus: Es hat etwas mit Ihrer Mutterbeziehung zu tun ...

Scheitelfrisuren

Scheitelfrisuren können durch den Fall der Haare ungewollt entstehen oder auch ganz bewusst erstellt werden. Genauer betrachtet handelt es sich dabei um eine Aufteilung der Kopfform in eine linke und eine rechte Kopf- und Gesichtshälfte.
So wie die Kopfform – bewusst oder unbewusst – aufgeteilt wird, so werden auch die Anteile Denken und Fühlen aufgeteilt und abgegrenzt. Die linke Körper- und Kopfseite ist den Emotionen, Gefühlen, dem Weiblichen, der Mutter zugeordnet, die rechte Körper- und Kopfseite dem Rationalen, dem Denken, dem Männlichen, dem Vater. Der Scheitel grenzt beide Seiten voneinander ab und verleiht der Kopfseite, die durch ihn vergrößert wird, mehr Gewicht als der anderen. Befinden sich zum Beispiel auf der linken Kopfseite nur noch wenige Haare

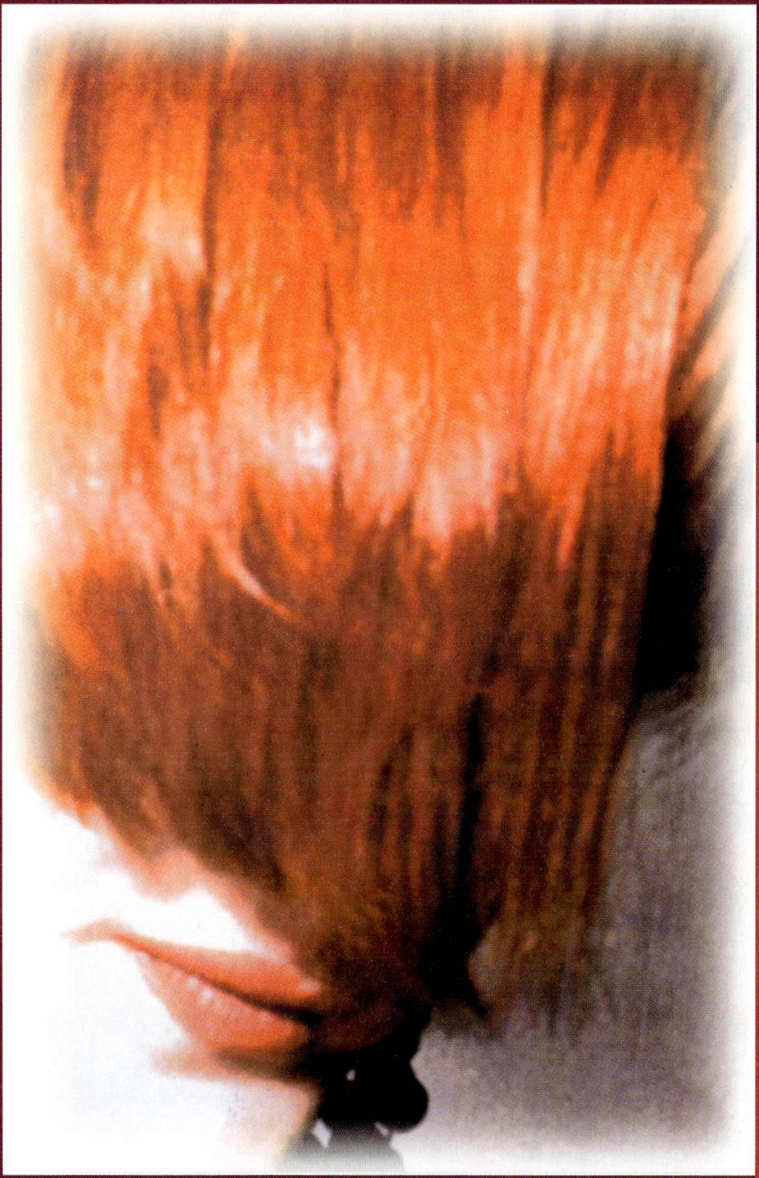

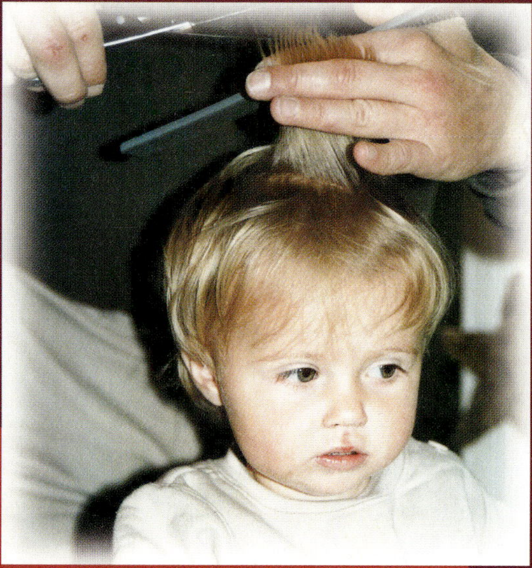

Die Einstellung zu unseren Haaren hat viel mit den Erfahrungen der Kindheit zu tun

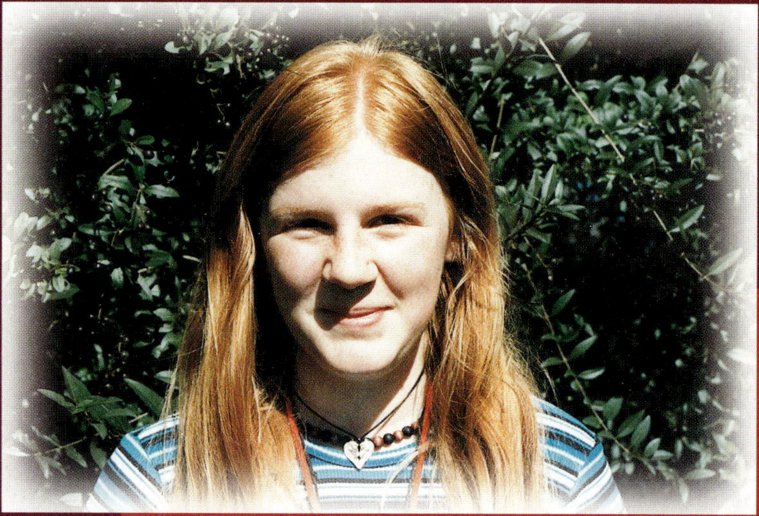

Naturrotes Haar, eine Seltenheit – von den »Betroffenen« meist abgelehnt

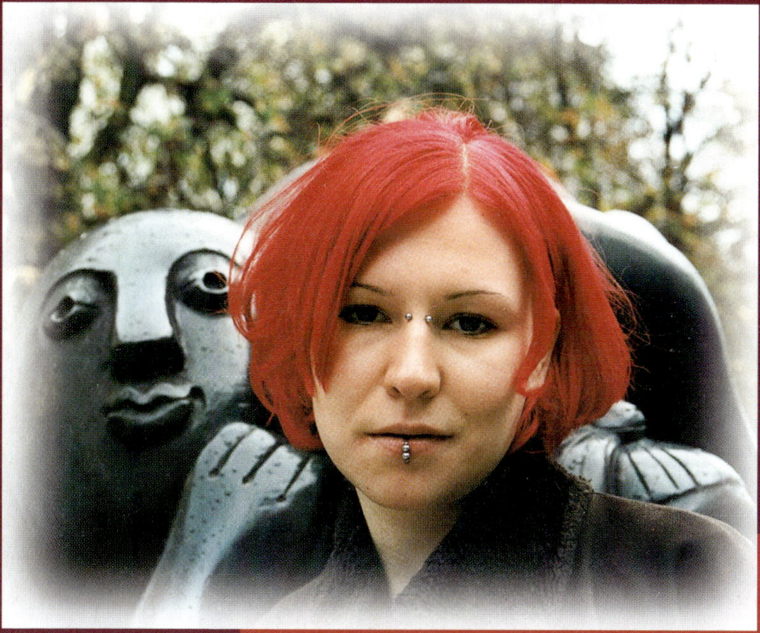

Junge Leute experimentieren viel mit den Haaren, je extremer, desto besser

Viele Menschen scheuen keine hoch aggressiven Mittel …

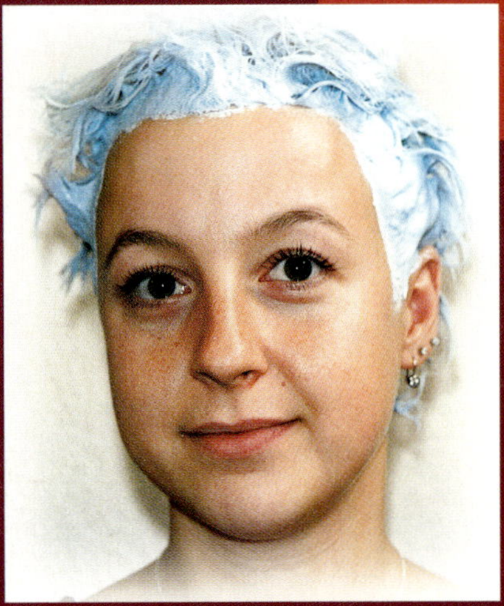

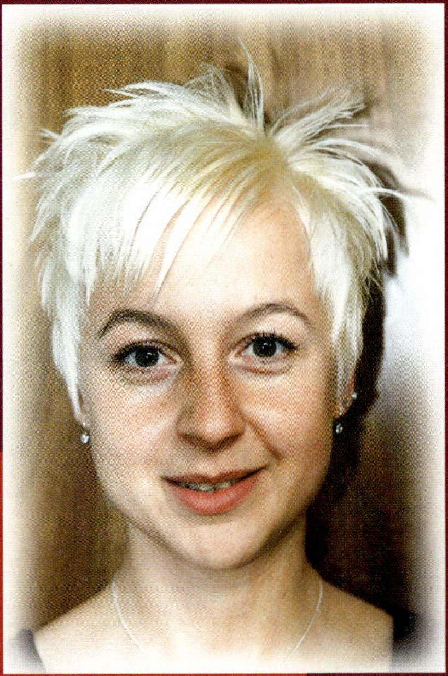

… um ihre Haare zu färben

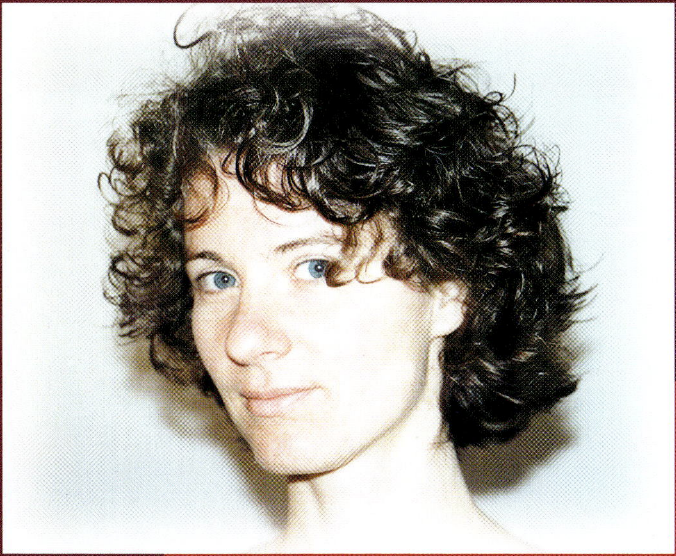

Naturlocken – der Traum vieler Menschen

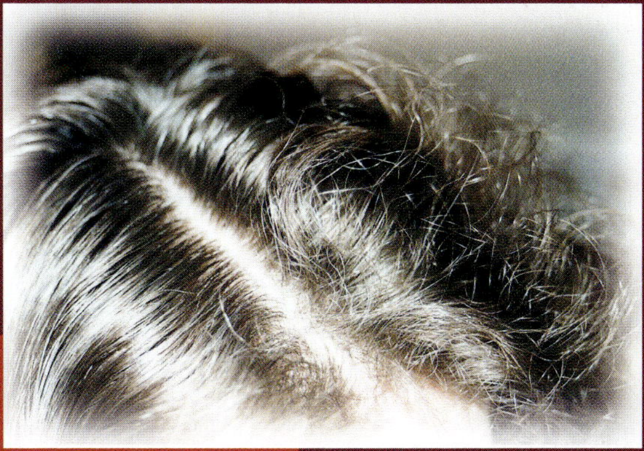

Die ersten grauen Haare – oft Anlass zur Besorgnis

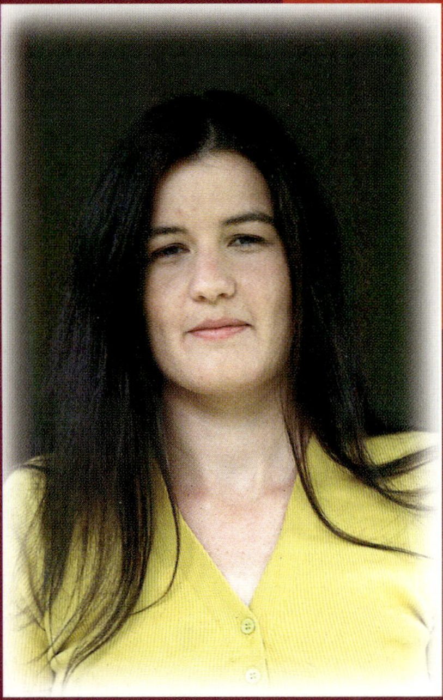

Ein Wintertyp (s. S. 82 f.) vor der Typberatung …

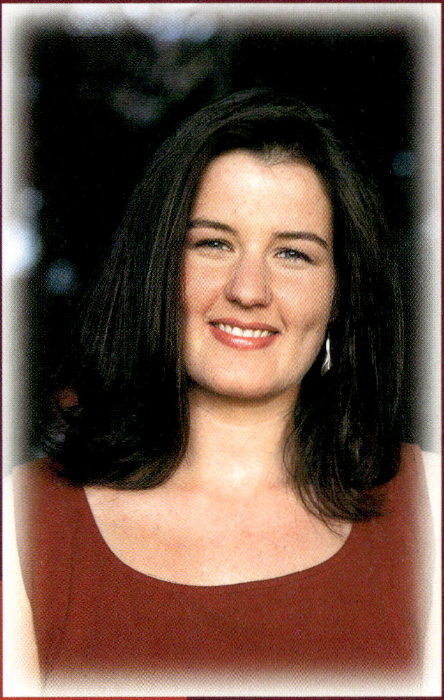

… nach der Typberatung …

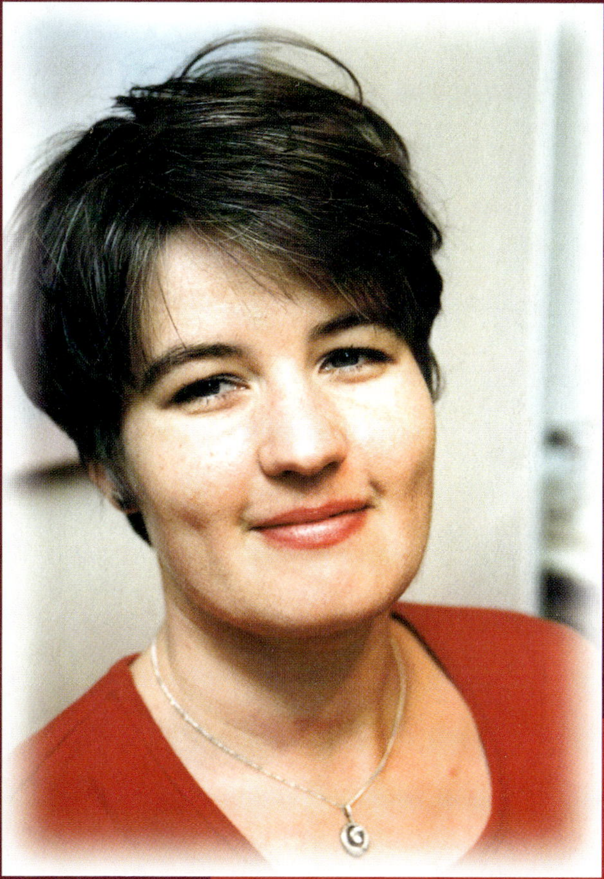

... und nochmals zwei Jahre später

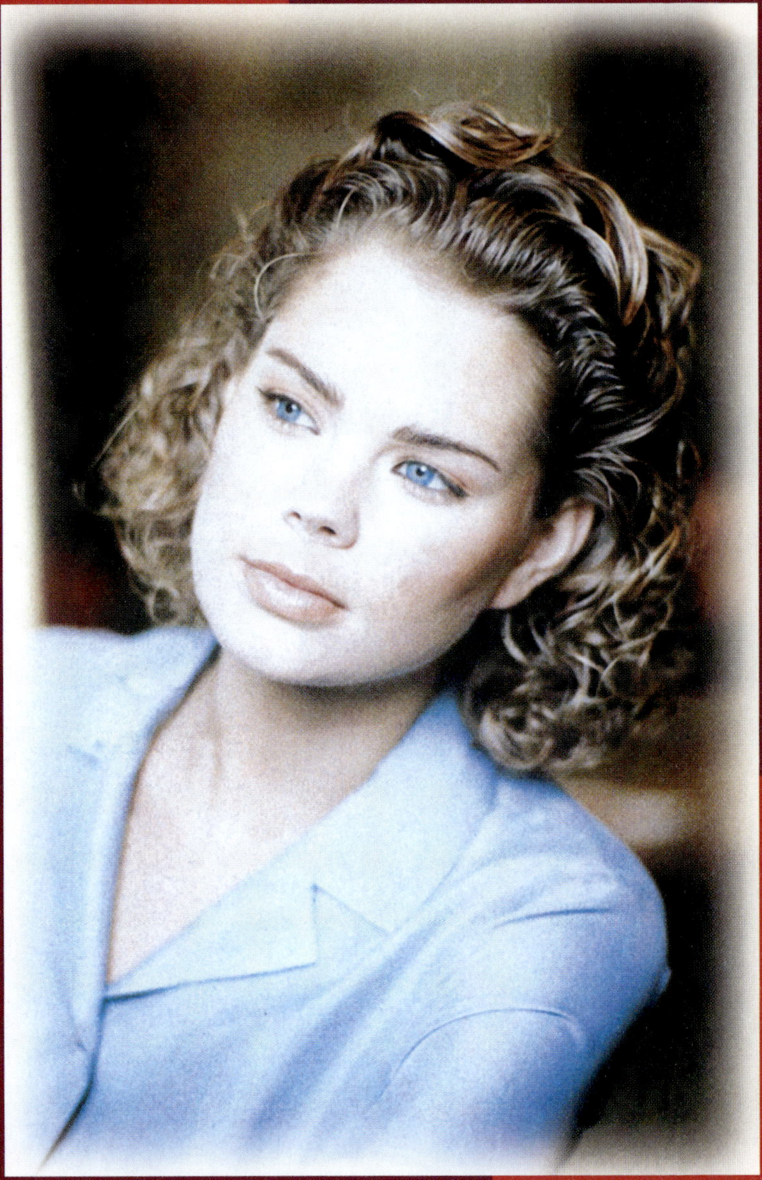

und frisiert der Betreffende alles nach rechts, so haben wir einen Menschen vor uns, der sehr nach dem Verstande lebt. Wird dagegen alles nach links frisiert, wird der Betreffende in der Regel sehr emotional handeln. Da sich mehr Menschen vom Verstand als von ihren Gefühlen leiten lassen, ist auch der Scheitel viel häufiger links als rechts zu finden. Das gilt für Frauen genauso wie für Männer.

Ein Mittelscheitel zeigt, dass der Betreffende zwischen dem Verstand und den Gefühlen hin- und hergerissen ist, also zwischen dem Männlichen und Weiblichen, zwischen Vater und Mutter. Genau in der Mitte wird eine Grenze gezogen.

Ein Blick in das Elternhaus bestätigt meist das Bild der Frisur. Viele Scheitelträger beharren darauf, dass dieser immer an derselben Stelle zu bleiben hat und auf keinen Fall verändert werden darf, genauso, wie sie darauf beharren, dass ihr Bild über die Eltern so bleibt, wie es ist. Je perfekter der Scheitel sitzt, umso starrer ist die innere Haltung. Aber auch wenn ein natürlicher Scheitel verändert wird, kann dies sehr schnell gegen den »Strich« gehen.

Beispiel: Der ältere Sohn und sein Mittelscheitel

Verschiedene Frisuren und Haarlängen hatte ein junger Mann schon ausprobiert, doch der Mittelscheitel wollte einfach nicht weichen. Als wir uns das erste Mal über seine Frisurform unterhielten, machte ich ihn auf meine Sichtweise der Scheitelbildung aufmerksam. Da er sich schon viel mit sich auseinander gesetzt hatte, konnte er mit diesem Bild sofort etwas anfangen. Er erzählte mir daraufhin, dass er immer das Gefühl habe, sein jüngerer Bruder werde bevorzugt behandelt. Täglich werde er

mit diesem Thema konfrontiert, denn er wohne Tür an Tür mit ihm in einem Doppelhaus, das den Eltern gehöre. Schon in den frühen Kindesjahren habe er gelernt, auf den kleineren Bruder einzugehen und seine eigenen Bedürfnisse zurückzuschrauben. Sein Bruder sei sehr geschickt darin, ihn bei seinen Eltern auszuspielen. Darunter litt er sehr und auch sein ganzes Selbstwertgefühl. Er war sich zudem nicht sicher, wo er heute seine Grenzen gegenüber dem kleineren Bruder und den Eltern setzen sollte.
Sechs Wochen später die überraschende Wendung: Er saß stolz vor mir, der Mittelscheitel war verschwunden, seine Haare hatten einen kräftigen Stand. Und er wirkte sehr positiv verändert: Er hatte aufgehört, sich ständig über die Familienangehörigen Gedanken zu machen, und lebte nun sichtbar nach seinen eigenen Bedürfnissen.

Starre Frisuren – starre Haltungen

Der Markt hält viele Hilfsmittel bereit, mit denen wir unsere Haare so formen können, wie wir uns das vorstellen. Stabilisierende Produkte haben für viele Menschen enorme Bedeutung. Sind diese einmal nicht vorhanden, beginnen schon die Schwierigkeiten mit der Frisur. Haarspray, Festiger, Gel, Haarlack, Schaum, um nur einige zu nennen, finden reißenden Absatz.
Ich bin immer wieder erstaunt, was alles getan wird und auf was alles verzichtet wird, damit die Haare in Form bleiben. Aber geht es dabei wirklich um die Haare? Die vielen Jahre meiner Frisörtätigkeit haben mir gezeigt, wie zwanghaft die

Kontrolle der Frisur sein kann. Und diese zwanghafte Kontrolle ist nur Symbol für die zwanghafte Kontrolle der Gefühle. Unsicherheit und fehlendes Selbstwertgefühl führen zu einer innerlichen Starre. Und diese Starre spiegelt sich in der Frisurgestaltung.
Bei den meisten Menschen müssen die Haare eine bestimmte Form haben, damit ihr Wohlbefinden gesichert ist. Mit zunehmendem Alter werden Veränderungen mehr und mehr abgelehnt, denn die gewohnten Strukturen geben Sicherheit – auch in Bezug auf die Frisur. Jahrelang wird am gleichen Stil festgehalten und der Fall der Haare kontrolliert. So erfüllt die Frisur häufig die Funktion eines Schutzhelmes, dessen Grundlage Haarsprays und Festiger sind. Zusätzlich werden die Haare noch stark toupiert, dass ja kein Unwetter dem Aussehen gefährlich werden kann. (Mit »Unwetter« meine ich auch unangenehme Situationen im Leben ...)
Je starrer und kontrollierter die Haare sind, desto starrer und kontrollierter ist die emotionale Welt eines Menschen. Der Schutzhelm in Form starrer Haare gehört zum Gefühlspanzer. Es wird versucht, ein bestimmtes Bild von sich zu zeigen, in dem sich der Betroffene sicher fühlt und das er lange genug eingeübt hat. Dahinter versteckt sich eine unsichere Haltung gegenüber Unbekanntem. Versucht man, das äußere Erscheinungsbild zu verändern, tritt diese Unsicherheit ans Licht.

Beispiel: Die Ehefrau

Seit vielen Jahren war eine Frau Kundin bei mir. Immer verlangte sie nach demselben Haarschnitt. Nach dem Schneiden konnte ich sie mit der Frisur jedoch nie zufrieden stellen. Sie selbst war es gewohnt, ihr Haar so stark zu toupieren und mit Haarspray zu »betonieren«, dass sich kein Härchen mehr bewegen konnte. Mir widerstrebte es sehr, ihr Haar so zu vergewaltigen, und wir einigten uns nach einigen Besuchen darauf, dass sie ihre Frisur nach dem Schneiden der Haare selbst erstellte.

Wenn ihre Haare nicht so wären wie immer, erzählte sie mir, würde sie sich nicht unter die Leute trauen. So hatte sie sich jedes Mal den ganzen Vormittag freigenommen, wenn sie zum Frisör ging. Nach dem Frisörbesuch ist sie schnell nach Hause gefahren, um die Haare selbst zu waschen und in die gewohnte Form zu bringen. Erst danach konnte sie sich ihren Arbeitskollegen zeigen. Kein Frisör war imstande, sie so zu frisieren, wie sie es wollte. Ihre Berührungsängste waren deutlich zu erkennen und nur mit dieser starren Frisur fühlte sie sich sicher.

Mich interessierte, wie ihrem Mann die Haare gefielen, weil ich derart verklebte Haare nicht besonders erotisch finde. Ich bekam zur Antwort, dass er sich an die Frisur gewöhnt habe und auch daran, dass er sie nicht am Kopf berühren dürfe ...

Hohe Frisuren

In den 60er-Jahren waren hohe Frisuren bei Frauen sehr modern. Doch auch heute kann man sie noch finden, diese unnatürlich aufgebauten Köpfe. Gerne werden sie von kleineren Frauen aller Gesellschaftsschichten getragen. Der Grund für dieses Styling sei angeblich der, einen Ausgleich für die unvorteilhafte Gesichtsform und Körpergröße zu schaffen, so

höre ich immer wieder. Außerdem schminken diese Menschen häufig übertrieben ihre Gesichter und tragen Schuhe mit höheren Absätzen.
Diese hohen Frisuren werden ebenfalls mit Toupieren und starken festigenden Mitteln erstellt. Deren unnatürliche Form spiegelt eine unnatürliche Haltung des Selbst. Hinter dem Aufbau der Haare versteckt sich ein unsicheres kleines Kind, das noch nicht gelernt hat, zur eigenen Persönlichkeit zu stehen. Die äußere Höhe soll über die fehlende innere Größe hinwegtäuschen und größer machen, als man sich selbst sieht. Das unsichere kleine Kind verhindert die Entwicklung zur natürlichen Frau, was auch hier ein starkes Kontrollmuster zur Folge hat.

Flache Frisuren

So wie manche ihre Haare übertrieben hoch frisieren, so versuchen andere ihre Haare niederzubügeln und unten zu halten. Sehr häufig tritt dieses Flachhalten der Haare in Verbindung mit Scheitelfrisuren auf.
Auch in diesen Fällen finden wir in der Persönlichkeitsstruktur der Betreffenden ein Kontrollmuster, das übrigens des Öfteren bei Männern auftritt. Symbolisch wird durch das Flachhalten der Haare die eigene Energie flach gehalten oder unterdrückt. Man hat nicht den Mut, die Kraft zur vollen Entfaltung kommen zu lassen, und ist versucht, sich aus Angst eher einzudämmen als zu wachsen. In der Familiengeschichte dieser Menschen hat mindestens ein Elternteil strenge Regeln vorgegeben, die strikt einzuhalten waren.

Beispiel: Der große Junge

Ein Mann wollte seine Haare nach dem Schnitt immer selbst föhnen. Er hatte dazu seine eigene Ausrüstung mitgebracht. Diese bestand aus einer Haarbürste, einem Föhn, einem eng gezinkten Kamm und Pomade. Sehr zielstrebig und gekonnt ging er ans Werk. Sicher hatte er schon über viele Jahre diese Frisur und auch die eigene Sichtweise darüber eingeübt. Als Erstes zog er sehr akkurat auf der linken Seite seinen Scheitel und frisierte die Haare ganz eng anliegend an den Kopf. Mit Bürste und Föhn wurden dann die Haare im wahrsten Sinne des Wortes niedergebügelt, sodass sie so flach wie möglich erschienen. Waren die Haare dann »platt«, half die Pomade, den festen Sitz zu garantieren.
So wie die Frisur war auch die Körperhaltung: Dieser ca. 45 Jahre alte Mann war fast zwei Meter groß, wirkte jedoch sehr gebückt und eingezogen. Der Kopf wirkte mit dieser Frisur in Bezug auf die Gesamtgröße unnatürlich klein – und so war auch die ganze Ausstrahlung dieses Mannes. Ich hatte das Bild eines streng erzogenen Jungen vor mir, der in seiner Kindheit sicher des Öfteren geprügelt worden war.

Stumpfe Haarschnitte

Dies sind Haarschnitte, bei denen die Haare alle auf eine Länge geschnitten sind. Besonders Frauen mit feinen Haaren wünschen gerne diesen Schnitt. Das klassische Beispiel hierfür ist der Pagenkopf. Kein Haarschnitt hat sich durch alle Zeitepochen so bewährt wie dieser.

Besonders geeignet sind stumpfe Haarschnitte für Perfektionisten. Durch das Schneiden auf eine Länge hält diese Frisur stets die Form und keine Haare können abstehen. Dafür wirkt der Schnitt auch etwas langweilig, er hat nicht viel Bewegung in seiner Struktur.
Oft wird dieser Haarschnitt als »Topfschnitt« oder »Helmfrisur« bezeichnet. Genau darum geht es bei diesen Formen: Nach außen gibt die Frisur immer ein perfektes Bild ab, sie schützt wie ein Helm, unterschiedliche Stimmungslagen, die über die Haare sichtbar wären, werden aber nicht gezeigt.
Ich erinnere mich an eine Kundin, die dieses perfekte Bild so nötig für ihren Selbstwert hatte, dass sie alle drei Wochen zum Nachschneiden kam. Sie kontrollierte jeden Handgriff und achtete genau darauf, dass ihre Haare immer dieselbe Länge hatten. Das war das Bild, das alle von ihr hatten: die gepflegte, immer perfekt gestylte Frau. Jegliche Veränderung hätte sie massiv abgelehnt, um dieses Bild aufrechtzuerhalten.

Gestufte Haarschnitte

Gestufte Haarschnitte wirken dagegen eher »unfrisiert«, natürlich und abwechslungsreich. So wie wir unseren Stimmungsschwankungen unterliegen, so sind auch unsere Haare jeden Tag anders. Gestufte Frisuren unterstreichen die Möglichkeit, jeden Tag anders zu wirken. Sie sind etwas für Menschen, die gerne Bewegung und Abwechslung haben und die die Haare das machen lassen, was sie wollen. Es gibt sie in allen Längenvariationen und Formen. Besonders geeignet sind sie für wellige und lockige Haare.

Asymmetrie

Asymmetrie taucht in verschiedenen Frisurvarianten immer wieder auf, konnte sich bis jetzt jedoch nie entscheidend durchsetzen. Für mich bewirkt sie einen schiefen Kopf und ergibt keine besonders harmonische Form. Es gibt jedoch einige Menschen, die unbedingt auf eine asymmetrische Frisur bestehen. Sie möchten auf eine der beiden unterschiedlichen Seiten verstärkt aufmerksam machen und demonstrieren, dass sie anders sind. Unbewusst verbirgt sich dahinter eine Auflehnung gegen Harmonie. Die Disharmonie der Frisur taucht meist auch in den inneren Bildern der Betreffenden auf.
Umso extremer die Disharmonie nach außen gezeigt wird, umso größer ist das Bedürfnis, sie auch der Gesellschaft mitzuteilen. Mir fällt dazu eine etwa 50-jährige Frau ein, die zwar eine sehr konservative Frisur trug, sich dann jedoch eine Kopfhälfte auffällig blau einfärbte. Oder ein junger Mann, der sich von seinen sehr langen Haaren nur teilweise verabschieden wollte und sich nur eine Kopfhälfte kurz schneiden ließ. Es entstand eine sehr disharmonische Frisur, auf die er jedoch bestand. Er fühlte sich in seinem Protest gegen sich selbst sehr wohl.

Dauerwellen

Chemische Dauerwellen sind zwar ein sehr guter Umsatzlieferant für die Frisöre, zur Persönlichkeitsentwicklung eines Menschen tragen sie jedoch nichts bei – wenn sie sie nicht sogar beeinträchtigen. Ich stelle mir oft die Frage, warum Menschen mit Dauerwelle ihre Persönlichkeit eigentlich so verstecken und misshandeln. Durch die künstlichen Wellen oder Locken entsteht eine Disharmonie zu den Gesichtszügen und zur Persönlichkeitsstruktur, das Gesicht wirkt entfremdet und unausgewogen. Wenn man die knapp zwei Stunden dauernde chemische Prozedur über sich, seine Haut und seine Haare ergehen lässt, kann es mit der Selbstannahme nicht besonders weit her sein oder man möchte unbedingt anders sein, als man ist ...

Da Dauerwellen vorwiegend von Frauen gewünscht werden, haben diese meist mit dem Thema Weiblichkeit zu tun. In der Therapie stelle ich deshalb die Frage: »Wen möchtest du locken?« Es geht dabei immer um das Thema Mann beziehungsweise Vater.

Ich kenne den Einwand gut, was dann viele ältere Frauen mit ihren standlosen Haaren machen sollten, wenn es die Dauerwelle nicht gäbe. Ich sehe das als große Chance, den Zusammenhang der inneren Einstellung zum Leben und der Kraft der Haare zu suchen.

Beispiel: Die jüngere Schwester

Auf einem 14-tägigen Selbsterfahrungsseminar fiel mir eine 38-jährige Frau auf, deren Haare sehr stumpf und trocken wirkten. Die Struktur ihrer lockigen Haare passte so gar nicht zu ihren Gesichtszügen, ihr Auftreten war nicht besonders sicher und sie schien eine Rolle zu spielen, die nicht zu ihr passte.

Als sie nach einigen Tagen erfuhr, dass ich auch als Frisör tätig bin, kam sie in einer der Pausen zu mir und fragte mich um Rat.

Sie wusste um den Gesundheitszustand ihrer Haare, konnte sich jedoch eine Frisur ohne Locken nicht vorstellen. Ihre eigene Haarstruktur fand sie langweilig und viel zu glatt.
In einem längeren Gespräch stellte sich heraus, dass sie immer ihre kleinere Schwester um ihre Locken beneidet hatte und auch heute noch davon überzeugt ist, dass diese sehr viel hübscher sei als sie selbst. In ihrer Kindheit hatte sie auch immer das Gefühl, dass ihr Vater die kleine Schwester wegen ihres netten Aussehens bevorzugt hätte. Das war der Grund für ihre Dauerwelle und das war ihre Rolle, die sie spielte: Sie hatte bis zu ihrem achtunddreißigsten Lebensjahr versucht, so zu werden wie ihre kleine Schwester. Dabei hatte sie sich und ihre Haare vergessen und nicht gut behandelt.

Haar- und Hautprobleme – Was steckt dahinter?

Haarausfall

Beim natürlichen Haarausfall spricht man von Haarwechsel. Bei diesem Vorgang, den ich bereits an früherer Stelle beschrieben habe (siehe Seite 27), erneuert sich das Haar ständig, ohne dass es zu einer Verringerung des Haarbestandes oder zu Kahlstellen kommt. Von unnatürlichem Haarausfall spricht man dagegen, wenn mehr Haare verloren gehen als ersetzt werden. Einen verminderten Haarbestand oder Kahlheit nach Haarausfall bezeichnet man als Alopezie, dazu zählt übrigens *nicht* die »normale« Männerglatze.

Unnatürlicher Haarausfall wird oft auf hormonale Einflüsse und vererbte Anlagen zurückgeführt, ist nach der Geburt durch erhöhten Östrogenspiegel bedingt, kann durch schwere Mangelerscheinungen auftreten oder auch durch Vergiftungen, Virusinfektionen, Hormonschwankungen oder chronische Erkrankungen. Außerdem können die Einnahme von Medikamenten, Chemo- und Strahlentherapien bei Krebserkrankungen oder hoher Blutverlust dafür verantwortlich sein. Auch Röntgenstrahlen oder Vollnarkosen können erhöhten Haarausfall zur Folge haben. Hinzu kommen noch psychische Ursachen, auf die ich im Folgenden etwas näher eingehen möchte.

Erinnern wir uns, dass unsere Haare Freiheit und Vitalität verkörpern und einen Ausdruck von Kraft und Potenz darstellen. Haarausfall symbolisiert somit Verlust – Verlust an Fülle, Kraft, Macht und Einfluss, Gesichtsverlust. Ich bin sogar überzeugt, dass Haarausfall durch Verlustängste ausgelöst wird. Diese Ängste können sehr vielschichtig sein und aus der Vergangenheit, Gegenwart oder auch Zukunft (Angst vor Neuem oder Unbekanntem) resultieren. Es ist deshalb sehr schwer, die Ursachen des Haarverlustes genau aufzuspüren.

Bei Patienten, die unter massiven Angstzuständen leiden, kann man deutlich die Reduzierung des Haarvolumens in kurzer Zeit beobachten. Sie ziehen die Antennen zum Universum ein, reduzieren ihre Energie auf ein Minimum und haben Tendenzen zur Selbstbestrafung. Und durch den Verlust der Haare wird noch mehr Angst geschürt: die Angst, das, was geblieben ist, auch noch zu verlieren und letztendlich mit nichts dazustehen. Ohne Haare, ohne Vitalität und ohne Kraft. Deshalb ist es gar nicht so wichtig, welches Rezept diese Menschen gegen Haarausfall anwenden. Entscheidend ist vielmehr, wieder ins Leben einzutreten und zu handeln. Dieses Handeln ist sicherlich zunächst das Schwierigste, dämmt die Angst doch jeglichen Aktionsdrang ein. Eine Fahrt mit dem Bus oder der Gang zum Bäcker usw. kann bereits zur großen Herausforderung werden. Gewinnen ängstliche Menschen wieder Offenheit und setzen sie neue Impulse, wird ihr Haarausfall nachlassen. So wie neue Kräfte sprießen, können auch die Haare wiederkommen.

Beispiel: Die Kinderkrankenschwester

Wie in einer Wellenbewegung litt eine Kinderkrankenschwester unter Haarausfall. Zeitweise war er sehr stark und dann war er wieder ganz verschwunden. In den starken Phasen verlor sie so viele Haare, dass ihre Kopfhaut schon deutlich sichtbar wurde. Sie hatte es aufgegeben, Medikamente auszuprobieren, war doch alles bislang erfolglos gewesen. Einen kleinen Funken Hoffnung hatte sie noch, doch nicht alle Haare zu verlieren, denn immer wieder wuchsen sie nach.

Über die Jahre hinweg konnte ich beobachten, wie der Haarausfall mit ihrem Beruf in Verbindung stand. Sie war allein stehend und lebte fast ausschließlich für ihren Job. Bis zu ihrer Rente waren es noch gut fünf Jahre, und ihr großes Ziel war es, so lange noch durchzuhalten. Von ihrem jüngeren Chef fühlte sie sich absolut überfordert, und sie hatte große Angst, durch eine jüngere Krankenschwester ersetzt zu werden. Ihr Beruf mit den Kindern hätte ihr großen Spaß gemacht, wäre da nicht dieser Druck gewesen, den vielen Anforderungen täglich nach-

kommen zu müssen. In diesen anstrengenden Phasen gingen die Haare verstärkt aus. Sie hatte nicht den Mut zu sagen, dass es alles zu viel für sie sei. Aus Angst, den Job zu verlieren, stellte sie ihre eigenen Bedürfnisse in den Hintergrund.
Erst in ihren Erholungsphasen, vor allem im Urlaub, fing sie wieder an, etwas für sich selbst zu tun und wieder zu leben. In diesen Zeiten gab es von außen keinen Auslöser, der ihr Druck machte. Und immer dann kamen auch die Haare wieder.

Haarausfall bei Männern

Bei jüngeren Männern ist besonders gut zu beobachten, wie sie alles Erdenkliche versuchen, den einsetzenden Haarausfall zu stoppen. Das verstehe ich auch sehr gut, denn wer sieht schon gerne zu, wie er sein Symbol für Vitalität und Kraft verliert!
Oft beginnt der Haarausfall schon zwischen dem zwanzigsten und dreißigsten Lebensjahr. Geht es einmal damit los, muss man sich zudem von der Umwelt einiges anhören. Und da Männer sehr eitel sind, ist es auch nicht verwunderlich, dass sie an diesem Punkt sehr empfindlich reagieren. Männer hängen an ihren Haaren, auch wenn sie dies nicht gerne zugeben. Und nichts bleibt unversucht, die Haarespracht zu erhalten, koste es, was es wolle.
Das Muster ist immer das Gleiche: Erst entstehen »Geheimratsecken« und auch auf dem Hinterkopf wird die Haarpracht dünner. Dann wachsen die kahlen Stellen der Stirn und des Hinterkopfs zusammen, bis die glänzende Platte komplett ist. Übrig bleibt ein Haarkranz, der normalerweise nicht ausfällt.
Meiner Meinung nach ist Haarausfall nicht genetisch bedingt

und somit auch nicht vom Vater oder Großvater vererbt. Männer, die diese Erbfolge durchbrechen, machen dies deutlich. Auffällig ist dabei, dass diese Männer ein völlig anderes Leben führen als ihre Vorfahren und damit das Generationsmuster durchbrechen.

Es ist wissenschaftlich erwiesen, dass das Hormon Testosteron mitverantwortlich für den männlichen Haarausfall ist. In Verbindung mit einem reduzierenden Enzym wird aus Testosteron Dihydrotestosteron (DHT) und dieses beeinflusst die Steuerzellen in den Haarfollikeln, die in der Folge weniger Wachstumsfaktoren ausbilden. Die Haarwurzel wird mit der Zeit kleiner und es wächst nur noch ein Flaum aus ihr heraus. Auch wenn das Haar äußerlich nicht mehr sichtbar ist, sind die Wurzel und der Flaum in der Haut immer noch vorhanden. *Warum* bei einigen Männern das Hormon Testosteron überproduziert wird und andere bis ins hohe Alter ihre Haarpracht behalten und dieses Hormon bei ihnen keinen sichtbaren Schaden anrichtet, ist jedoch noch unbekannt.

Der Ernährungsberater Peter Jentschura hat zudem herausgefunden, dass der männliche Haarausfall auch durch eine Übersäuerung des Körpers bedingt ist. Von Hildegard von Bingen stammt der Satz »Die Frau scheidet während ihrer fruchtbaren Periode einmal im Monat ihre schlechten Säfte aus«. Da dem Mann dieses Geschenk der monatlichen Reinigung fehlt, entgiftet er entscheidend über den Haarboden, die Kopfhaut. Wenn er nicht von frühester Jugend an auf seine Gesundheit achtet, ergibt sich das uns bekannte Bild des Glatzenträgers, neben dem seine Frau mit voll erhaltener Haarpracht steht. Die Bewahrung der Mineralstoffe und Spurenelemente, die zur Säureneutralisation zur Verfügung stehen, ist für den Mann besonders wichtig, nicht nur, weil der männliche Haarausfall zu

90 bis 95 Prozent auf nichts anderes als auf Mineralstoffmangel zurückzuführen ist. Dieser beeinträchtigt ebenso ausschlaggebend unsere Zähne, Knochen, Sehnen und Nägel.
Säuren werden durch Nahrungs- und Genussmittel, körperliche Überanstrengung und Stress produziert. Für den Haarausfall sind besonders verantwortlich:

- Salzsäure (zum Beispiel durch Stress, Angst, Ärger),
- Harnsäure (beispielsweise durch Fleischkonsum),
- Schwefel- und Salpetersäure (zum Beispiel durch Schweinefleisch),
- Essigsäure (unter anderem durch Zucker, Süßigkeiten und Weißmehl),
- Milchsäure (durch übermäßige körperliche Anstrengung),
- Acetylsalizylsäure (durch Schmerzmittel) sowie
- Nikotin und Alkohol.

Werden dem Körper über längere Zeit energiereiche Spurenelemente und Mineralstoffe zugeführt, wird der Haarboden wieder aufgefüllt und das verkümmerte Haar beginnt zu wachsen. Die Schlacken (Vergiftungen) sollten gelöst und ausgeleitet werden, die Säuren neutralisiert und der Körper remineralisiert. Dass dies funktioniert, haben etliche Männer schon am eigenen Haar erfahren. Dies spricht auch gegen die Theorie, dass man gegen Haarausfall nichts machen könne, da er genetisch bedingt sei.
Sinnvoll ist in diesem Zusammenhang auch, die eigenen Wertesysteme zum Thema Männlichkeit aufzudecken, denn diese sind gesundem Haar oftmals abträglich. Wenn es Sie betrifft: Finden Sie heraus, warum Sie Ihre Energie so verschleudern, dass Ihre Haare ausgehen ...

Beispiel: Der Rechtsanwalt

Kurz vor seinem dreißigsten Geburtstag wurde ein Rechtsanwalt richtig panisch, als ihm verstärkt die Haare ausfielen. Schon einige Zeit hatte er ein »Wundermittel« nach dem anderen getestet, war zu den verschiedensten Fachleuten gegangen und hatte dabei eine niederschmetternde Botschaft nach der anderen erhalten. Alle Spezialisten, die er befragt hatte, gaben ihm zur Antwort, dass sein Haarausfall genetisch bedingt und deshalb nichts dagegen zu unternehmen ist. Man könne diesen zwar verlangsamen, doch aufzuhalten sei er nicht. Sein ganzer Freundeskreis belächelte ihn schon, mit welch großem Einsatz er trotzdem seine Haare behalten wollte.
Er gab dennoch nicht auf und fand einige Zeit später in der Familientherapie heraus, welche männliche Thematik seit vielen Generationen immer wieder weitergegeben worden war. Dieses Bild verhinderte, dass er in seinem Leben zu sich selbst kam und seinen Anlagen nachgeben konnte. Und er lebte dieses mit großer Angst besetzte Thema ganz unbewusst nach. Durch die Aufdeckung veränderte sich sein Leben, nach einiger Zeit war der Haarausfall gestoppt und er konnte seine Energie gezielter und bewusster einsetzen.

Kreisrunder Haarausfall

Beim kreisrunden Haarausfall bilden sich runde oder ovale, scharf begrenzte Kahlstellen. Diese treten vorwiegend am Kopf, beim Mann oft in der Bartgegend und manchmal auch an den übrigen behaarten Körperstellen auf. Dieser Haarausfall kann in unterschiedlich starker Ausbreitung mehrere Jahre an-

halten und verschwindet meist wieder von selbst. Oft kennen diesen Haarausfall nur die Betroffenen selbst, da die restlichen Haare die Kahlstellen häufig überdecken und so dieser Haarausfall für andere nicht sichtbar ist. Etwa eine Million Deutsche leiden an diesem belastenden Symptom.
Ich bin oft mit dieser Art von Haarausfall konfrontiert und konnte ein sich wiederholendes Schema feststellen. Der kreisrunde Haarausfall tritt verstärkt auf, wenn eine nervliche Überbelastung vorhanden ist. Jedes Mal nehmen die Kahlstellen zu, wenn keine Lösungen in Aussicht sind und sich die Betroffenen ihrem Schicksal handlungsunfähig ausgeliefert fühlen.
Es wurde festgestellt, dass bei Haarausfall die Haarfollikel von den eigenen Immunzellen angegriffen werden, die normalerweise Schädlinge von außen abwehren. Die Haarfollikel können so keine gesunden Haare mehr produzieren. Für mich kommt hinzu, dass ein Opfer über die Haare gebracht wird. Die Betroffenen sehen keinen anderen Ausweg mehr und bekämpfen sich selbst, geben sich teilweise auf. Häufig sind große Schuldgefühle mit im Spiel. Lösen sich die Probleme im Außen und kommt es zu einer nervlichen Entspannung, wachsen auch kurze Zeit später die kahlen Stellen wieder zu. Sie tauchen jedoch immer wieder auf, wenn das Nervensystem überfordert ist.

Beispiel: Beziehungsstress

Ein junger Mann, der nach Deutschland eingewandert war, lernte eine hübsche Frau mit einer kleinen Tochter kennen. Es dauerte nicht lange, und er wohnte bei den beiden. Anfangs störte es ihn nicht, dass diese Frau sehr launisch war, doch mit der Zeit fing er an, darunter zu leiden. Er projizierte alles auf sich und war der Meinung, dass er der Auslöser ihrer Stimmungsschwankungen sei. Gleichzeitig begannen sich auf seinem Kopf runde, kahle Stellen von ca. zwei bis drei Zentimeter Durchmesser zu bilden. Je mehr ihn diese Beziehung belastete, desto größer wurden die kahlen Stellen. Für ihn war die Situation fast unerträglich, doch er hatte nicht die Kraft, aus eigenem Willen zu handeln und eine Veränderung herbeizuführen. Er hatte es nie gelernt, sich zur Wehr zu setzen, und fand sich mit den Gegebenheiten ab. Erst als sich einige Zeit später diese Verbindung gelöst hatte, kamen seine Haare wieder zurück.

Haarspliss und trockene Haare

Trockenes, brüchiges Haar weist auf eine Mangelerscheinung hin. Die Haare wachsen zwar, erhalten jedoch nicht genügend Nährstoffe und haben somit viel weniger Widerstandskraft. Witterungseinflüsse wie zum Beispiel starke Sonnenbestrahlung, mechanische Reize wie beispielsweise Kämmen oder Föhnen und ganz besonders chemische Behandlungen schaden trockenem, brüchigem Haar deshalb mehr als gesundem Haar.

Haarspliss ist nur durch Schneiden der Spitzen aufzuhalten. Wird dies unterlassen, reißt das Haar immer mehr ein. Gesplisste Haare können gut mit einem Stück Papier verglichen werden, dass schon einen Riss hat. Zieht man daran, reißt es um ein Vielfaches leichter als ein Stück Papier ohne Riss.

Früher haben die Frisöre gesplisste Haare mit einer brennen-

den Kerze behandelt. Die kaputten Spitzen wurden dabei abgebrannt und durch die Flamme wurden die Haarenden gleichzeitig versiegelt.
Die Mangelerscheinung, die trockene Haare und Haarspliss ausdrücken, kann man nicht nur am Haar feststellen, der ganze Körper ist von ihr betroffen. Man erkennt sie am Hautbild, an den Nägeln (meistens sind sie brüchig oder nicht besonders widerstandsfähig), an der Ausstrahlung und am Energieniveau. Diese Mangelerscheinung zeigt sich nicht nur am materiellen Körper. Genauer betrachtet beachten sich diese Menschen selbst viel zu wenig, es mangelt ihnen an der eigenen Aufmerksamkeit. Oft achten sie zu wenig auf ihre Ernährung, sind permanent überfordert, gönnen sich selbst keine Ruhe und sind auch der Meinung, dass ihnen das nicht zustehe. So wie die Haare dagegen Widerstand zeigen, indem sie austrocknen und brechen, so bekämpfen diese Menschen ihre eigene Natur. Und die fehlenden Nährstoffe beziehen sich auf die Einstellung dem Selbst gegenüber.
Als Bild passt hier am besten eine empfindliche Pflanze, die am falschen Ort steht. Ihr Wachstum ist sehr eingeschränkt, weil sie ständig gegen die Überbelastung von außen ankämpfen muss. Und so bleibt wenig Energie übrig, auszutreiben.

Eine gesteigerte Form von Trockenheit und Spliss ist das Abbrechen der Haare. Diese wachsen dabei nur bis zu einer bestimmten Länge und schaffen es nicht weiter. Die innere Einstellung dazu ist: Bis hierher lebe ich meine Energie, mehr jedoch traue ich mich nicht oder traue ich mir nicht zu.
Jeder Versuch, die Haare über eine bestimmte Länge wachsen zu lassen, scheitert und die Haare brechen ab. Und genauso werden die Versuche, aus bestimmten Lebensmustern auszu-

brechen, abgebrochen. Die eigene Energie darf nie voll zum Ausdruck kommen. Dies ist ein unbefriedigender Kreislauf, der unweigerlich zur Resignation führen muss. Durch ihn bekommen diese Menschen immer wieder bestätigt, dass sie nicht mehr können, als sie sich zutrauen.
Dieses Muster ist auf eine starke Begrenzung in der Kindheit zurückzuführen. Es herrscht das Gefühl vor, dass die Eltern die Anlagen des Kindes nicht aufkommen haben lassen und nicht gefördert haben. Und das Kind lernte mit den Jahren, die eigenen Bedürfnisse zu unterdrücken und nicht aufkommen zu lassen. Schließlich wird auch das gesunde Wachstum der Haare unterdrückt, indem die eigene Energie gezügelt wird.

Beispiel: Die Verkäuferin

Eine Frau hatte sich schon lange damit abgefunden, dass ihre Haare einfach nicht wachsen wollten. Früher war sie noch von einem Arzt zum anderen gegangen und hatte so ziemlich alles ausprobiert, was man ihr geraten hatte. Sie war es leid, Tabletten zu schlucken, damit ihre Haare wuchsen. Neben den Mangelerscheinungen der Haare hatte sie außerdem brüchige Nägel und litt unter Kreislaufstörungen und Schwindelanfällen.
Dass ihre Haare durch ihren inneren Widerstand gegen ihre Energie abbrachen, hielt sie für absurd. Sie war der Meinung, dass sie ein ihr angemessenes Leben führe und damit auch zufrieden sei. Sicher gäbe es das eine oder andere, was sie gerne ändern möchte, jedoch sah sie dazu keine reelle Möglichkeit.
In der Therapiearbeit stellte sich jedoch sehr schnell heraus, dass sie sämtliche Abwehrmechanismen einsetzte, um sich

selbst nicht spüren zu müssen. Alle Gefühle, die aufkommen wollten, wurden unterdrückt, mit ihren tieferen Emotionen wollte sie nichts mehr zu tun haben. In ihrer Kindheit war sie einem starken Machtspiel ihrer Eltern ausgesetzt und wusste auch als Erwachsene noch nicht, auf welche Seite sie sich stellen sollte. Sie beschloss deshalb die Variante des Rückzugs, um den mit der Auseinandersetzung verbundenen Schmerz nicht mehr fühlen zu müssen. Trotz ihres Studiums traute sie sich nicht mehr zu als den Beruf der Verkäuferin, den sie in der Firma ihrer Mutter bekommen hatte.
Es hat sehr lange gedauert, bis sie ihre Ablehnung der eigenen Kraft erkannte. Ganz vorsichtig und in kleinen Schritten wagte sie sich an ihre Gefühle heran. Und je mehr sie ihre Bedürfnisse berücksichtigte und begann, diese zu pflegen, umso weniger brachen ihre Haare.

Fettige Haare

Übermäßig fettende Haare und fettende Haut sind weit verbreitet. Die übliche Reaktion darauf ist, dagegen anzukämpfen und das, was zu viel an Hauttalg produziert wurde, wegzuwaschen. Doch das häufige Waschen regt die Talgdrüsen nur noch mehr an und es wird noch mehr Talg produziert.
Da fettige Haare nicht besonders gesellschaftsfähig sind, gibt es viele, die sich nur wohl fühlen, wenn sie täglich ihre Haare mindestens einmal waschen. Ich kenne einige Menschen, die sie sogar zwei- bis dreimal täglich waschen. Es entsteht dadurch ein Kreislauf, aus dem man nur schwer wieder herauskommt. Nur wer bereit ist, den Talgdrüsen einige Tage Ruhe

zu gönnen, kann das übermäßige Nachfetten wieder ausgleichen. Leider wird häufig mit viel zu aggressiven Shampoos versucht, das Nachfetten in den Griff zu bekommen.
Wie kommt es dazu, dass mehr Talg produziert wird als benötigt? Was äußerlich zu einem Waschzwang führen kann, verbirgt innerlich die Angst, nicht genug zu bekommen. Immer tauchen in den Familienbildern der Betroffenen Konstellationen auf, aus denen eine Angst entstanden ist, zu kurz zu kommen.
Welch schwieriger Kreislauf: Die Drüsen produzieren und produzieren, weil das Körpersystem die Botschaft erhält, es könnte nicht reichen. Und das, was produziert wird, versucht man äußerlich einzudämmen.
Ganz häufig treten fettige Haare in der Pubertät und im jungen Erwachsenenalter auf. In dieser Zeit geht es darum, sich von den Eltern zu lösen und sich auf die eigenen Beine zu stellen. Die Angst, selbständig werden zu müssen und im Leben vielleicht zu kurz zu kommen, kann hier im Unterbewusstsein stark ausgeprägt und mitverantwortlich sein.
Das starke Fetten der Haare lässt meist schnell nach, wenn der zugrunde liegende Konflikt bewusst und die Angst, zu wenig zu bekommen, erkannt wird. Oft regelt sich die Überproduktion auch mit zunehmendem Alter. Die beschriebene Angst ist dabei durch die Schaffung der eigenen materiellen Werte nicht mehr so dringlich und eine Entspannung tritt ein.

Beispiel: Das älteste von vier Kindern

Ein Mädchen hatte in seiner Kindheit nichts anderes gelernt, als sich selbst einzuschränken und seine Wünsche in den Hintergrund zu stellen, gab es doch noch drei Geschwister, die auch versorgt werden mussten. Die Mutter appellierte immer an sie, dass sie die Ältere sei und das doch verstehen müsse. In ihrer Familie war zwar für alles Wesentliche gesorgt, besondere Ausgaben waren jedoch nie möglich. Die Eltern waren sehr sparsam und reduzierten ebenfalls ihre Wünsche, es musste einfach für alle reichen. Das Bild war immer das Gleiche: Die große Schwester fühlte sich so, als müsste sie für die anderen zurückstecken.

Schon in der Pubertät fingen ihre Haare sehr stark zu fetten an und auch die Haut glänzte speckig. Tägliches Haarewaschen reichte fast nicht mehr aus. Zudem wurde sie von einer fürchterlichen Akne geplagt. So können Sie sich sicher gut vorstellen, wie sich dieses Mädchen gefühlt hat.

Alle ihre Freundinnen lernten Jungs kennen, nur sie kam wieder zu kurz, diesmal bedingt durch ihr Aussehen. Ihre Wut in ihr nahm zu, aber auch die hatte sie gelernt zu unterdrücken und aus Rücksichtnahme bei sich zu behalten. In ihrem Leben wurde sie immer wieder mit ähnlichen Situationen konfrontiert, sie war es leid, sich alles erkämpfen zu müssen.

Erst viele Jahre später gelang es ihr, den Mechanismus ihrer Körperenergie zu durchschauen und diese Angst, zu kurz zu kommen, aufzuspüren. Das starke Fetten der Haut und der Haare waren eine Reaktion darauf gewesen.

Schuppen

Wer war nicht schon mal betroffen von dieser äußerst lästigen Erscheinung?! Schuppen sind unangenehm und peinlich. Menschen, die über längere Zeit von Schuppen geplagt sind, haben die Handbewegung schon automatisiert, mit der sie die gelösten Hautpartikelchen von der Kleidung wischen. Und wenn sie dann allein sind, geht das große Kratzen los. Das kann bis zur blutenden Kopfhaut führen, erst dann setzt ein befriedigendes Gefühl ein. Oft kommt man nur mit teer- und schwefelhaltigen Shampoos dagegen an und ist gezwungen, immer wieder zu aggressiven Mitteln zu greifen. Manche können sich nie davon befreien und haben sich irgendwann mit ihren Schuppen abgefunden.

Die Haut ist nicht nur die äußere Hülle des Körpers, sie ist mit ihrer Fläche von fast zwei Quadratmetern auch das größte lebenswichtige Organ des Menschen. Ihre Funktionen sind Abgrenzung und Schutz, Berührung und Kontakt, Atmung, Wärmeregulation und Ausscheidung (Schweiß). Sie ist unsere Verbindung, aber auch unsere Abgrenzung zur Umwelt.

Über die Haut zeigen sich aber nicht nur unsere inneren organischen Zustände, sondern auch die gesamten psychischen Abläufe und Reaktionen. Unter einer sehr empfindlichen Haut verbirgt sich eine sehr empfindliche Seele, während eine widerstandsfähige, feste Haut auf ein »dickes Fell« schließen lässt. Schuppen entstehen, wenn irgendetwas im Körper die Grenze durchbrechen möchte, dies aber nicht zugelassen und angstvoll zurückgedrängt wird. Das Neue, das da andrängt, ist unbekannt und macht Angst, man möchte viel lieber in den gewohnten Strukturen bleiben. So entsteht ein Konflikt, der über die Kopfhaut sichtbar wird: Die Grenze zwischen Innen und Außen bricht auf und die Energie strömt heraus. Genau aus diesem Grunde ist das Aufkratzen so erlösend: Endlich verschaffe ich der Energie einen Weg, die ich zuvor den ganzen Tag festgehalten habe. Welch eine Befreiung!

Sie können sich Schuppenbildung gut vorstellen, wenn Sie an

eine alte geteerte Straße denken. Der Teer bricht an den verschiedensten Stellen auf, weil Pflanzentriebe aus der Erde nach oben drängen. Und diese drücken und schieben so lange, bis sie einen Weg ins Freie gefunden haben. Die Teerschicht wird dabei angehoben, bricht und löst sich dann an einigen Stellen.
Ähnliches geschieht bei der Schuppenbildung. Die Energie, die vom Körper und der Haut festgehalten wird, sucht sich ihren Weg ins Freie. Sie macht sich zuerst bemerkbar, indem sie an der Körperstelle, an der sie sich zeigen möchte, juckt und reizt. Sie möchte dem Betroffenen symbolisieren, dass hier etwas unterdrückt wird, und fordert ihn auf zu kratzen und danach zu graben.
Es besteht die Möglichkeit zu hinterfragen, was da unterdrückt wird oder wo man sich in die Isolation zurückzieht. Was ist es, das die Grenze durchbrechen möchte? Welcher Trieb, welche Leidenschaft, Aggression oder Sexualität? Der Juckreiz am Kopf weist auf eine gedankliche Kontrolle hin, darauf, wie die Energien im Körper vom Kopf gesteuert und unterdrückt werden. Und je mehr wir unsere Energien unterdrücken, desto stärker werden der Juckreiz und die Reaktion der Haut.

Schuppenflechte

Schuppenflechte ist die verstärkte Form von Schuppen. Sie ist eine Art Panzerbildung, bei der die natürliche Hornbildung der Haut maßlos übersteigert ist. Man grenzt sich so stark in jede Richtung ab, dass nichts mehr hereinkommt und auch nichts mehr herausgelassen wird.
Dahinter steht die Angst vor dem Verletztwerden. Sie führt unweigerlich in die Isolation. Denn nicht nur die unangenehmen

Dinge werden fern gehalten, auch die Zuwendung und Liebe werden ausgegrenzt. Und so wird der Schutzpanzer immer stärker und macht die Seele eng – und die Angst wird immer größer. Veränderung tritt erst ein, wenn der Körper entlastet und eine neue Art des Schutzes gelernt wird.
Man muss lernen, sich einen geschützten Raum zu schaffen, in dem man selbst bestimmen kann, was hinein- und was hinausgelangt. Und der Konflikt der Sehnsucht nach Nähe und der Angst vor Nähe muss aufgedeckt werden. Verbal haben wir alle Möglichkeiten, unsere Grenzen selbst zu bestimmen und abzustecken. Wir müssen lernen, uns abzugrenzen und uns auch wieder zu öffnen: für das Lebendige, die Zuwendung und Liebe. Kann das geschehen, wird die Haut sofort entlastet.

Kraftloses, stumpfes Haar

Viele Menschen beklagen sich darüber, dass ihr Haar so kraftlos und ohne Stand sei. Eine bequeme Art, dagegen vorzugehen und den Haaren auf die Sprünge zu helfen, ist, die Mittel zu verwenden, die dafür von der Industrie hergestellt werden. Ist das Haar alleine zu schwach, helfen Dauerwellen, Färben, Festiger, Sprays usw. schnell, das Stehvermögen zu verbessern. Doch je mehr das Haar von außen behandelt wird, desto schwächer wird es. Denn all diese Mittel nutzen auf Dauer die äußere Schicht (Schuppenschicht) des Haares ab und machen es porös, was dazu führt, noch mehr von diesen Mitteln verwenden zu müssen, um die Haare zu stabilisieren. Haare sind umso kräftiger und gesünder, je weniger sie chemisch oder physikalisch behandelt werden.

Es gibt aber noch eine andere Möglichkeit, kraft- und standloses Haar stabiler zu machen und es zum Stehen zu bringen. Unsere Haare sind Ausdruck unserer Energie. Wie soll das Haar stehen, wenn das eigene Energieniveau nicht besonders hoch ist? Erhöhen wir unseren Energielevel, wird das in kürzester Zeit an unserem Körper und an unseren Haaren zum Ausdruck kommen.
Kraftloses und stumpfes Haar zeigt ganz deutlich unsere Haltung im Leben. Wir stehen nicht zu unseren Bedürfnissen, nehmen keine Rücksicht auf uns, lassen uns treiben und geben uns irgendwann geschlagen, finden uns mit den gegebenen Umständen ab. Wo sind all die großen Pläne, Vorstellungen und Ziele aus den Jugendjahren geblieben? Sind wir uns selbst treu geblieben oder haben wir es doch vorgezogen, uns anzupassen?
Kraftloses, stumpfes Haar symbolisiert eine kraftlose, stumpfe geistige Haltung und Einstellung dem Leben gegenüber. Und so, wie die Lebensfreude und das Stehvermögen fehlen, so fehlt auch der Stand in den Haaren. So wie das Leben an uns hängt, so hängen auch unsere Haare an uns. Es gibt nichts an unserem Äußeren, das nicht auch unser Inneres spiegelt. Wir sind für unser Aussehen und unsere Ausstrahlung selbst verantwortlich. Das heißt:

- Hängende Haare = hängende Stimmungen,
- fehlender Stand = fehlendes Stehvermögen,
- stumpfes, glanzloses Haar = abgestumpftes und glanzloses Leben.

Das mag Ihnen vielleicht etwas zu einfach erscheinen und Sie haben sicher viele Argumente dagegen einzuwenden (zum Beispiel dass die Haare auch schon in Ihrer Kindheit hingen oder Ähnliches), doch ich habe dies schon sehr häufig bestätigt bekommen. Das dünnste und standloseste Haar kann sich verändern, wenn man dazu bereit ist und von innen her etwas dafür tun möchte.

Dies ist natürlich nicht so einfach wie die Manipulation von außen und benötigt mit Sicherheit auch mehr Zeit. Das Ergebnis ist auf Dauer aber wesentlich befriedigender, als in der Opferhaltung zu verharren und sich fortwährend über die Haare und die Gegebenheiten des Lebens zu beschweren.

Wenn ich höre, wie über die eigenen Haare oft gesprochen wird, ist mir klar, warum sich diese nicht richtig entwickeln können. Wie sollen Haare schön werden, wenn der »Boden« darunter, der Kopf, negativ verseucht ist? Der innere Kampf gegen uns selbst ist es, der unsere Haare stumpf und kraftlos werden lässt. So wie wir durch diesen Kampf unser eigenes Wachstum verhindern, blockieren wir auch die Entfaltung unserer Haare. Wir selbst nehmen uns durch unsere Programmierungen und Ängste Energie und Kraft.

In dem Moment, in dem Sie bereit sind aufzustehen und sich für Ihre Belange einzusetzen, wird sich auch Ihr Haar aufbäumen und aufstellen wollen. Mit Ihren Belangen meine ich nicht irgendetwas, sondern das, was Ihr Seelenleben von Ihnen fordert und auf Erlösung drängt. Schreitet dann das innere Wachstum voran, zeigen sich auch die Haare von ihrer besten Seite und werden immer kräftiger.

Graue Haare

Besonders intensiv habe ich mich mit grauen beziehungsweise weißen Haaren beschäftigt. Warum ist es für viele Menschen so schwer, ihre grauen Haare zu akzeptieren?

Ich erinnere mich gut an ein Gespräch mit einer Kundin, sie war zu dieser Zeit als Redakteurin tätig. Damals beschloss sie, zu ihrer Naturhaarfarbe zu stehen und mit dem Haarefärben aufzuhören. Ihre Naturhaarfarbe war Dunkelblond mit vereinzelten grauen Strähnen, für mich eine sehr interessante Farbmischung.

Als ich sie nach dem Auslöser für diesen Entschluss befragte, erhielt ich folgende Antwort: »Ich komme jetzt in ein Alter, in dem ich nicht mehr mit den anderen konkurrieren muss. Auf Grund meiner Erfahrung habe ich jetzt die Position der Beraterin eingenommen und die anderen schätzen mein Wissen sehr. Diese Position möchte ich auch äußerlich verkörpern.«

Ich war sehr überrascht über diese Antwort, denn nur selten gestand eine Kundin ihre Beweggründe so offen ein. Werden graue Haare aus Konkurrenzgründen gefärbt? Sicherlich ist dies einer der wichtigsten Gründe. In Frauenzeitschriften werden ganze Seiten mit diesem Thema gefüllt. »Hilfe, mein erstes graues Haar« war einer der dramatischsten Titel, die ich zu diesem Thema las. Sind graue Haare ein Grund, in Panik zu geraten? Sehr oft vermitteln mir meine Kundinnen das Gefühl, die Welt gehe für sie unter, weil die ersten grauen Haare sichtbar werden. In unserer heutigen Gesellschaft werden graue Haare mit dem Altern verbunden, die Jugend ist vorbei und damit lassen auch die Vitalität, Schönheit und Energie nach. Und wer möchte das schon offen zeigen!

Die Wissenschaft geht davon aus, dass graue Haare durch ge-

netische Veranlagungen hervorgerufen werden. Darum ergraue der eine sehr früh und der andere sehr spät oder auch gar nicht. Ich habe Menschen kennen gelernt, die nahezu über Nacht ergraut sind, und andere, die bis ins hohe Alter kein einziges graues Haar hatten. Ist dies aber wirklich Veranlagung oder Vererbung? Meine Erfahrungen zu diesem Thema lassen mich ganz andere Schlüsse ziehen.
Aber lassen Sie uns zuerst kurz betrachten, wie graue Haare entstehen. Wie wir schon auf Seite 75 gesehen haben, ist graues Haar eine Mischung aus nicht pigmentierten (weißen) und pigmentierten Haaren. Nach Aussage einiger Fachbücher steigt der Ergrauungsgrad mit zunehmenden Alter an, da in der Haarwurzel die Produktion der Farbpigmente nach und nach eingestellt wird. Zuerst ergrauen die Schläfen, dann die Vorderkopfpartien, dann der Rest der Kopfbehaarung. Es folgen Bart, Augenbrauen und zuletzt die Körperbehaarung.
Der Theorie, dass wir früher oder später alle ergrauen, widerspricht die Tatsache, dass in manchen Kulturkreisen die Menschen gar nicht oder erst viel später als bei uns ergrauen. Für die Chinesen zum Beispiel ist unbestritten, dass das Ergrauen der Haare mit dem Energieniveau des Menschen zusammenhängt. Dies ist auch meine Beobachtung. Gestresste und unruhige Menschen ergrauen im Durchschnitt viel schneller. Innerer Stress, häufig äußerlich nicht unbedingt sichtbar, zerrt ständig an der Lebenskraft und Energie und lässt uns resignieren, zurückstecken, ängstlich agieren. Mit anderen Worten: »ergrauen« oder »erstarren«.
Die Lebensweise und Ernährung haben hier einen großen Einfluss auf den Energiehaushalt, genauso wie der psychische Zustand. Menschen, die sich übernehmen, beispielsweise durch viele Schulden, zu viel Verantwortung, zu große emotionale

Belastungen, oder auch Menschen, die einschneidenden Erlebnissen in ihrem Leben ausgesetzt sind wie zum Beispiel Unfall, Schock oder Trennung, ergrauen ganz rapide, unabhängig vom Alter. Ganz besonders psychischer Stress scheint das Ergrauen zu beschleunigen. Ich beobachte mit großer Aufmerksamkeit, dass bei erhöhter Belastung des menschlichen Körpers Mangelerscheinungen an den Körperstellen auftreten, die zum Überleben am wenigsten benötigt werden. Der Körper gibt dadurch rechtzeitig Signale, dass etwas geändert und für den Energiehaushalt gesorgt werden muss. Solche Signale können neben den uns allgemein bekannten (Müdigkeit, Schlaflosigkeit, Nervosität usw.) auch unbekanntere oder nicht ganzheitlich betrachtete Symptome sein (Ergrauen der Haare, Haarspliss, brüchige Nägel, Hautirritationen, Zahnerkrankungen usw.).

Somit wird auch klar, warum der Haarfarbenmarkt so boomt. Wer möchte sich schon gerne beim ersten Blick ansehen lassen, dass er nicht in »seiner« Energie ist! Eine schöne Haarfarbe strahlt Gesundheit, Vitalität und Jugend aus, graue Haare werden dagegen mit dem Altern verbunden. Und wer möchte schon älter aussehen in einer Gesellschaft, die so sehr auf Äußerlichkeiten und materiellen Wohlstand aufgebaut ist!

Auf den ersten Blick kann ein vitales Aussehen mit etwas Haarfarbe, Make-up und hübscher Kleidung erreicht werden. Doch bei genauer Betrachtung kommt schnell zum Vorschein, was sich darunter verbirgt. Die energetische Ausstrahlung, die Haut, die Augen und die Spannkraft der Haare sprechen eine deutliche Sprache. Der moderne Mensch versucht an seinem Äußeren viel zu manipulieren, mit mehr oder weniger Erfolg, doch dieses Glück ist immer nur von kurzer Dauer, denn tief im Inneren schreit die Seele nach Entwicklung.

Ich habe Kunden und Kundinnen erlebt, die sich nicht gerne im Spiegel gesehen haben (unbewusst ahnten sie ihren Selbstbetrug oder waren sich dessen sogar bewusst), auch haben mir einige berichtet, dass sie ohne »Verkleidung« (Make-up, Frisur usw.) ihr Haus nicht mehr verlassen könnten. – Gibt es nicht einen besseren Weg, als über viele Jahre oder gar Jahrzehnte hinweg etwas darzustellen, was man energetisch gar nicht halten kann?
Hier spielen viele unserer Urängste eine Rolle, zum Beispiel nicht angenommen, nicht geliebt zu werden oder nicht beliebt zu sein. Urängste, die im frühkindlichen Alter ihre Wurzeln haben und das ganze Leben präsent sind, wenn auch häufig vergraben und verdrängt im Unterbewusstsein. Sie können nur durch Aufdeckung und Bewusstmachung verändert werden. Dies ist der Weg eines spirituellen Lebens, der uns herausfordert zu Wachstum und innerer Entwicklung und uns hinführt zu Vertrauen und Selbstvertrauen. Aus dem Inneren heraus kann dann alles andere von selbst gedeihen – Zufriedenheit, Gesundheit und Schönheit.
Sehr häufig konnte ich beobachten, wie die Naturhaarfarbe in die Haare zurückkehrte, nachdem das Leben wieder ganz angenommen worden war und alte Geschichten, die zum Erstarren und Ergrauen geführt hatten, verabschiedet worden waren. Lässt man diese los, wird im Körper zusätzliche Energie frei. Sie festzuhalten ist dagegen anstrengend und erfordert viel Kraft. Viel Energie geht mit dieser Kontrolle unnötig verloren. Und diese Energie fehlt dann an anderen Stellen wie zum Beispiel den Zähnen oder den Haaren. Wird diese Energie wieder frei, kann der Körper regenerieren und seine Defizite ausgleichen.

Beispiel: Der Todesfall

Eine junge Frau verlor im Alter von 23 Jahren ihren Vater, der an einer schweren Krankheit starb. Sie hing sehr an ihm und wollte seinen Tod nicht akzeptieren. Sie versuchte alles, um das Trauergefühl zu vermeiden. Dieser innere Widerstand kostete sie viel Kraft, und nach einigen Monaten war ihr dies auch deutlich anzumerken. Ihre Arbeitsleistung ließ spürbar nach, sie wurde häufig krank und von ihrem Freundeskreis zog sie sich immer mehr zurück. Ihr Hautbild war sehr blass, den Augen fehlte der Glanz und die Haare fingen an zu ergrauen. Innerhalb von zwei Jahren verlor sie ihre natürliche Haarfarbe und war am ganzen Kopf grau geworden. Zudem ließ sie sich die Haare länger wachsen und legte keinen großen Wert mehr auf ihr Äußeres. Optisch sah sie um Jahre älter aus, als sie wirklich war.

Erst als ihre Depressionen immer häufiger auftraten, war sie bereit, auf Anraten ihres Arztes therapeutische Hilfe anzunehmen. Es dauerte sehr lange, doch je mehr sie bereit war, wieder in ihr Leben zurückzukehren, desto mehr erholte sie sich und der Körper begann sich zu regenerieren. Einige Kuren und Klinikaufenthalte halfen ihr, wieder stabil und lebensfähig zu werden. Ganz langsam kehrten auch vereinzelte Strähnen ihrer Naturhaarfarbe zurück.

Haare und Körperenergie

Haare – Der Schlüssel zum Ich

Wie wir gesehen haben, sind die Haare ein entscheidendes Element des menschlichen Selbsterlebens und der menschlichen Selbstdarstellung. Kein anderer Körperbereich reflektiert so deutlich sichtbar unsere Stimmungslagen, Emotionen, das Wohlbefinden oder auch die Krankheiten, unsere Zuneigung oder auch Abneigung und nicht zuletzt unsere tiefsten Bilder der Seele wie die Haare.

Haare sind ein zentrales Element der nonverbalen Kommunikation, das heißt des wechselseitigen Austausches von Informationen mit hoher Gefühlsladung. Sie sind psychologisch außerordentlich wichtig für das Selbstwert- und Sicherheitsgefühl, zur Steigerung des Wohlbefindens und der Zufriedenheit mit sich selbst. Haare können uns tiefe Botschaften übermitteln, wenn wir aufmerksam und offen die Signale aufnehmen.

In den vorangegangenen Kapiteln haben wir gesehen, welche Themen hinter unseren Haaren beziehungsweise Frisuren stehen können. Was können wir nun tun, um diese Themen bewusst zu machen und somit Einfluss auf den Organismus und auch auf unsere Haare zu nehmen?

Der erste wichtige Schritt ist der Mut, zu sehen, was wirklich ist. Wie ist der momentane Zustand meiner Haare? Was hat dieser Zustand mit meiner aktuellen Situation in meinem Leben zu tun? Wenn wir diesen Zustand genau analysiert haben, ist die zweite entscheidende Frage die Abhängigkeit von der Äußerlichkeit. Was tue ich alles, damit meine Haare so sind, wie ich es mir vorstelle? Wie wichtig sind mir die Meinung und die Anerkennung der anderen? Wie stark manipuliere ich mein Aussehen und meine Haare? Habe ich Mut, mich von den äußeren Einflüssen zu befreien? Und wie steht es mit der Selbstsicherheit, wenn ich mich nicht anpasse und vielleicht nicht dem Bild entspreche, das die anderen gerne von mir hätten? Welches Bild habe ich mir selbst aufgebaut, wo verstecke ich mich hinter einer Fassade, zeige nicht mein wahres Gesicht und Aussehen? Wie wichtig ist mir dieses Bild, das ich da aufgebaut habe, und warum brauche ich es im Leben? Wovor schützt es mich?

All dies herauszufinden kann Ihnen helfen, viel mehr Ihre wahre Natur zu finden, zu leben und dadurch mit einer Lösung von den selbst auferlegten Zwängen zu beginnen. Der Mensch neigt dazu, in seinen gewohnten Strukturen zu verharren, weil er das Gefühl der Sicherheit so dringend braucht. Zu den gewohnten Strukturen gehört auch das gewohnte Bild der Haare.

Eine Möglichkeit, diese Strukturen zu durchbrechen, sich auf Veränderungen einzulassen, sich für Experimente zu öffnen und die vielen eigenen Fassetten herauszufinden. Dazu ist ein Abstieg in die Tiefen des eigenen Seins notwendig, das Erforschen des Unterbewusstseins und der tief verborgenen Qualitäten. Dies geschieht unbewusst zum Beispiel auch durch eine neue Frisur. Sie verändert nicht nur unser Aussehen, sondern auch die Persönlichkeit.

Dies kann ein Prozess sein, bei dem Sie viel über sich selbst erfahren können. Wenn Sie nur einmal daran denken, was in einem passiert, bis man solch einen Schritt vollzieht: Manche tragen Gedanken der Veränderung mehrere Monate mit sich herum, um am Ende doch wieder am Gewohnten festzuhalten. Schritte in unbekannte Gebiete erzeugen zunächst einmal Angst. Um sich selbst mit dieser Angst zu konfrontieren, ist das beste Training, die Dinge zu tun, vor denen man Angst hat oder die einem unangenehm sind. Hat man die Angst einmal überwunden, werden Handlungen zur Selbstverständlichkeit.

Es gibt Untersuchungen darüber, was alles in einem Menschen vorgeht, während er sich die Haare schneiden lässt. Es ist ein Auf und Ab der Gefühle, der Selbstzweifel und verschiedenster Ängste. Leider gibt es nur sehr wenige, die sich während des Haareschneidens voll und ganz einlassen können auf diesen Prozess. Statt zu vertrauen, herrscht bei ihnen das Muster der Kontrolle vor. Es kann eine Herausforderung sein, sich einmal richtig darauf einzulassen und den Kontrollmechanismus dabei aufzugeben. Ich kann Ihnen versichern, dass dann die schönsten Haarschnitte entstehen.

Falls Sie zu den sehr Mutigen gehören, empfehle ich Ihnen eine Erfahrung ganz besonderer Art. Lassen Sie sich einmal Ihre Haare vollständig abschneiden. Wie ich schon erwähnt habe, wissen Mönche sehr wohl, dass ihre Anhaftung an Äußerlichkeiten den spirituellen Weg nur behindert. Darum verabschieden sie sich von ihren Haaren und tragen einheitliche Gewänder.

In Thailand leben die jungen Männer das Mönchtum für eine gewisse Zeit, um sich auf das kommende Leben vorzubereiten und geistig zu wachsen. Auch immer mehr Menschen aus westlichen Ländern möchten diese spirituellen Erfahrungen machen und reisen zu diesem Zweck in asiatische Länder. Dort

leben sie dann in verschiedenen Glaubensgemeinschaften, in Klöstern oder in Aschrams. Viele Europäer lassen sich dort ebenfalls den Kopf rasieren, Frauen wie Männer. Dieses Loslassen der Haare ist ein Loslassen des alltäglichen Lebens und der gewohnten Strukturen. Das Aussehen soll in dieser Zeit des Rückzuges keinen Einfluss mehr auf den Tagesablauf nehmen.
Machen Sie dies aber bitte nur in einem geschützten Rahmen und wenn Sie die Zeit haben, sich ganz auf Ihr Innenleben einzulassen. Ohne Haare sind Sie wesentlich ungeschützter und anfälliger für äußere Einflüsse und Energien, sowohl positiver wie auch negativer.
Sie müssen sich jedoch nicht unbedingt ganz von ihren Haaren befreien, um etwas über Ihre Verhaltensmuster zu erfahren. Es genügt auch schon, das Gewohnte einmal loszulassen. Wenn Sie zum Beispiel nur das Haus verlassen, wenn die Haare perfekt sitzen, tun Sie einmal genau das Gegenteil davon. Lassen Sie Ihre Haare nach dem Waschen einfach natürlich trocknen und verzichten Sie dabei auf alle Hilfsmittel. Verzichten Sie ebenfalls auf Make-up und alle anderen Parfüme und Duftstoffe. Sie werden sicher einiges dabei über sich erfahren – und auch durch die Reaktionen der anderen.
Haare sind ein Schlüssel zum »Ich bin«, sie stehen symbolisch für den ganzen Körper. So wie ein Mensch mit seinen Haaren umgeht oder dazu steht, so behandelt er sich selbst.
In meinen Meditations- und Yogagruppen kann ich sehr gut beobachten, wie ein inneres Loslassen der Gedanken sich sofort auf den ganzen Körper, die Schönheit und die Haare auswirkt. Die Gesichter sind entspannt, die Augen glänzen und die Haare verändern sich positiv, bekommen Stand und Fülle.
Es sind also unsere Gedanken, die die positive Entwicklung unserer Schönheit beeinträchtigen.

Im Folgenden gehe ich auf einige Fragen über das Aussehen und die Haare ein, die ich so oder ähnlich meinen Kunden beim ersten Beratungsgespräch stelle.

»Was mögen Sie gerne an Ihrem Aussehen?«
Auf diese Frage kommt meist erst gar keine Antwort. Die Leute schauen mich verwundert an und kommen erst einmal ins Grübeln. Mein Eindruck ist dabei, dass sich die meisten zunächst fragen, was sie *nicht* an sich mögen und wie sein müssten, dass sie sich mögen. Diesem Bild versuchen sie ständig hinterherzulaufen. Dass diese innere Haltung nie zufrieden stellen kann, dürfte niemanden überraschen, und doch ist sie allgemein vorherrschend in der Gesellschaft. Zumal uns von außen immer wieder suggeriert wird, wie das Idealbild auszusehen hat. Doch nicht jeder ist mit der Schönheit eines Supermodels gesegnet (bei dem auch sehr viel manipuliert worden ist). Von daher kommen von den Befragten meist nur zaghaft vereinzelte Versuche, irgendwelche Dinge an sich schönzureden, aber selten mit einer spürbaren inneren Überzeugung.

»Was mögen Sie (überhaupt) nicht an sich?«
Diese Frage wird ohne große Überlegung spontan und schnell beantwortet. Jeder kennt seine Schwachstellen und setzt sich mit diesen auch fortwährend auseinander. Auffällig ist, dass sehr hübsche Menschen viel aufzählen können und es scheinbar besonders schwer haben, sich selbst zu mögen. Verblüffend ist dabei, mit welcher Überzeugung sich manche selbst »auseinander nehmen«, kritisieren und auch darauf beharren, dass sie damit Recht hätten. Ihr negatives Selbstbild ist für sie überlebensnotwendig und sie verteidigen es auch dementsprechend. Die Programmierungen sind über viele Jahre so

gefestigt worden, dass sie nur sehr schwer aufgegeben werden können.

»Wie gefallen Ihnen Ihre Haare, mögen Sie Ihre Haare?«
Ich warte immer darauf, dass jemand vor mir sitzt, der spontan antwortet: »Sehr gut, ich bin vollauf zufrieden«, oder: »Ja, ich liebe meine Haare«, oder: »Ja, ich bin sehr dankbar, mit so schönen Haaren gesegnet zu sein.« Das ist in den letzten 25 Jahren leider kaum vorgekommen. Natürlich trifft das nicht nur auf die Haare zu, der ganze Mensch scheint es sehr schwer zu haben, mit dem zufrieden zu sein, was er von der Natur bekommen hat. Und dann auch noch mit diesen Qualitäten richtig umzugehen und diese so gezielt einzusetzen, dass ein zufriedenes Leben erreicht wird, das scheint eine sehr schwierige Aufgabe zu sein.

Bei den Antworten über die Haare kommen die selbst auferlegten Zwänge zum Vorschein, die mit den Haaren selbst nichts zu tun haben. Hierzu ein paar Beispiele:

Wenn die Haare etwas dicker wären, dann könnte ich mehr damit anfangen!
= *Könnte ich mich besser abgrenzen, wäre ich etwas stabiler, dann ...*

Wenn die Haare nicht so dick wären, könnte ich sie leichter formen!
= *Könnte ich doch besser mit meiner Kraft umgehen und diese gezielter einsetzen ...*

Ich wünsche mir Haare wie ...!
= *Ich wäre gerne so wie ...*

Wenn die Haare *so* wären, würden sie mir gefallen!
= *Wenn ich* so *wäre, würde ich mir gefallen ...*

Ich mag meine Haare nur, wenn sie aufgehellt sind!
= *Ich mag meine Schattenseite oder diese Seite von mir nicht.*

Mir würden meine Haare gefallen, wenn diese mehr Stand hätten!
= *Ich hätte gerne mehr Stehvermögen im Leben.*

Früher waren meine Haare viel besser ...
= *Ich sehne mich nach den früheren Zeiten, bin jetzt nicht mehr mit mir zufrieden ...*

So werden die Wünsche aus dem Unterbewusstsein auf die Haare projiziert und die inneren Bilder verschlüsselt beschrieben. Jeder Wunsch des Andersseins ist ein Versuch, diesen eigenen Bildern aus dem Weg zu gehen und etwas darzustellen, was nicht wirklich ist.

Analysieren Sie Ihre negativen Einstellungen sich selbst gegenüber und bringen Sie diese zu Papier. Sehr gut ist es, dies täglich zu machen und die Fortschritte dabei zu beobachten. Ich kann nur wiederholen, dass Ihre Haare schöner werden, wenn Sie anfangen, diese zu schätzen und zu lieben, vor allen Dingen, sie so anzunehmen, wie sie sind. Wenn Sie das tun, können Sie Ihre Haare auch nicht mehr schlecht behandeln oder verändern wollen.
Eine Klientin in der therapeutischen Praxis erzählte mir, dass sie nach ihren Selbsterfahrungen mit dem Haarefärben aufhören musste. Ihr Energiesystem hatte sich so verändert, dass sie

sich übergeben musste, wenn sie die künstliche Haarfarbe auftragen wollte. Ähnliches kennen wir von der Nahrung, die wir zu uns nehmen. Ist der Körper einmal sensibilisiert, reagiert er sofort auf Dinge, die ihm nicht gut tun.

Doch nicht nur die Haare werden schöner, auch darüber hinaus werden Sie viele positive Veränderungen an sich feststellen, wenn Sie Ihre negativen Haltungen gegen sich verändern können. Schreiben Sie deshalb alles auf, was Sie an sich und Ihrem Aussehen negativ empfinden. Wie Sie versuchen, diese Dinge durch Ihr Eingreifen zu verändern. Finden Sie den Zeitpunkt der Entstehung des negativen Programmes heraus. Welche Erlebnisse, Erfahrungen oder auch Personen damit verbunden sind oder waren. Schreiben Sie sich täglich auf, wie Sie sich fühlen und welche Auswirkungen dies auf Ihre Haare hat. Beobachten Sie dabei genau, wie Sie versuchen, dies in den Griff zu bekommen und sich und Ihre Haare dabei in eine bestimmte Form zu bringen.

Je mehr Sie den Weg in Ihr Inneres beschreiten, desto mehr werden Sie entdecken, wie Sie durch Ihr Denken Ihre eigene Welt kreieren. *Sie* sind es, der sich die eigenen Maßstäbe gesetzt hat. Und nur Sie allein können sie auch wieder verändern.

Hierzu ein Beispiel: Wie schon beschrieben, gibt es Frauen, die bei Regen nicht gerne außer Haus gehen, weil die Haare nass werden könnten und die Frisur dabei zu Schaden kommt. Ganz besonders betrifft das Frauen mit Naturlocken, die es nicht mögen, wenn diese kraus werden. Also haben sie gelernt, bei schlechten Wetter ihre Aktivitäten einzuschränken und lieber auf den Regen zu schimpfen. Müssen sie dann doch das Haus verlassen, tun sie das mit einem Widerwillen, der über gekraustes Haar sichtbar wird. Dies kann ein ganzes Leben lang

so praktiziert werden, und jedes Mal, wenn es regnet, entsteht dieses Problem.
Sind Sie auch davon betroffen, liegt es nur an Ihnen, dieses Verhalten zu verändern. Erinnern Sie sich zurück an Ihre Kindheitsjahre, wie viel Spaß es gemacht hat, im Regen zu plantschen. Jede Pfütze war willkommen, um die Gummistiefel auf ihre Dichtheit zu überprüfen. Besonders toll war es, durch die feuchte Landschaft zu ziehen. Sollten Sie damals von Ihren Eltern zurückgehalten worden sein, diese Erfahrung zu machen, ist jetzt der Zeitpunkt, das nachzuholen. Egal, wie alt Sie heute sind, lassen Sie sich diesen Spaß nicht entgehen. Der Regen tut ihnen genauso gut wie der Natur, das können Sie sehr gut an Ihrer Haut spüren. Und wenn Sie es schaffen, sich mit Freude darauf einzulassen, werden die Haare auch nicht kraus. Der Regen lässt Naturlocken besonders schön werden. Beobachten Sie einmal kleine Kinder, wie viel Freude ihnen der Regen macht. Kinder machen sich keine Gedanken darüber, ob sie oder gar die Haare jetzt nass werden könnten.
An diesem Beispiel können Sie sehen, wie eine innere Einstellung sich sofort über unsere Haare zeigt und wie leicht es ist, diese zu verändern, wenn man es nur will. Die vielen Probleme mit unserem Aussehen und unseren Haaren zeigen deutlich, wie sehr wir uns von der Natur entfernt haben, von unserem natürlichen Sein, das als Kind noch selbstverständlich war.
Doch wir haben jederzeit die Möglichkeit, dorthin zurückzukehren. In der Kindheit hatten wir die Sicherheit, dass unsere Eltern uns trotz nasser Haare noch mochten, später müssen wir uns diese Sicherheit über Vertrauen und den Glauben an uns selbst erarbeiten. Wenn wir uns selbst nicht mögen, können wir ein (angeblich) unvorteilhaftes Aussehen wie zum Beispiel krause Haare nicht ertragen und werden versucht sein, immer

ein perfektes Bild von uns abgeben zu wollen. Somit liegt der Schlüssel darin, herauszufinden, warum wir uns nicht mögen und uns dadurch selbst einschränken.
Es gibt also Arbeit für uns, Arbeit an uns selbst. Wir müssen sie ernst nehmen und unsere Ausdauer dabei beweisen. Rückschläge, Zurückweisungen und Schwierigkeiten sind die besten Entwicklungshelfer dabei. Wir müssen lernen, wieder in Kontakt mit unseren intuitiven Fähigkeiten zu kommen und zu sein, denen wir absolutes Vertrauen schenken können. Das Wahrnehmen und In-Verbindung-Stehen mit unserer inneren Stimme äußert sich in Selbstverantwortung und Selbstvertrauen. Und die eigenen Selbstbegrenzungen weichen auf dem Weg der Selbstannahme.

Haare und Energie

Haare sind ein Energiebarometer des Körpers. Sie können uns helfen, die angelegten Möglichkeiten in uns zu erkennen und zu erschließen. Sicher haben Sie sich schon einmal damit beschäftigt, welche Fähigkeiten in Ihnen noch verborgen liegen und wie Sie Ihr volles Potenzial an Kraft und Kreativität ausschöpfen. Haare können Ihnen dabei Auskunft geben.
Schon immer haben die Menschen nach Wegen gesucht, wie sie die Lebensenergie am besten erwecken. In der indischen Kundalini-Lehre ist uns dieses alte Wissen überliefert. Doch auch andere Kulturkreise haben dieses Wissen entdeckt und gepflegt. Bei den Germanen und Kelten war die innere Energie die göttliche Kraft allen Lebens.

Kundalini ist die schlafende oder ruhende kosmische Kraft, die sich tief im Beckenboden befindet und oft als zusammengerollte Schlange dargestellt wird. Der Sinn vieler bekannter Körperübungen wie Yoga, Tantra, Tai Chi, Qi Gong, Bioenergetik, Kinesiologie usw. ist es, diese schlafende Energie zu wecken und zu aktivieren. Der Energiefluss steigt über das untere Ende der Wirbelsäule über das Rückenmark auf und breitet sich weitgehend unabhängig vom Nervensystem im Gehirn und im ganzen Körper aus.
Die Yogis nennen die Lebensenergie Prana. Prana ist *in* der Materie, aber es ist nicht die Materie. Prana ist eine feine Form der Energie, die in Luft, Nahrung, Wasser und Sonnenlicht enthalten ist. Durch Yogaübungen wird mehr Prana aufgenommen und im Körper gespeichert. Dies wiederum führt zu erhöhter Energie und Kraft.
Neben unserem physischen Körper besitzen wir den Astral- und Ätherkörper. Dies sind die feinstofflichen Körper oder Energiekörper, die den physischen Körper umgeben und als Aura des Körpers gesehen werden. Prana stellt die vitale Verbindung zwischen physischem Körper und Astralkörper dar und kann hier als absolute Energie bezeichnet werden.
Die Chinesen und Japaner nennen diese Energie Chi oder Ki und nutzen ihr Wissen über die Energiekanäle für die Akupunktur. Die absolute Energie stellt die Urquelle aller Energieformen dar und drückt sich in verschiedenen Frequenzen aus, die beim Menschen höher sind als bei Tieren und bei entwickelten Menschen wiederum höher als bei Menschen, die noch am Anfang ihrer Entwicklung stehen.
Über die Chakren (Energiezentren) wird die Energie empfangen, verteilt und transformiert. Diese Chakren befinden sich im feinstofflichen Körper entlang der Wirbelsäule.

Es gibt sieben Hauptchakren, die mit den Drüsen korrespondieren. Sie nehmen aus den feinstofflichen Energiekörpern des Menschen, aus seiner Umgebung und aus dem Kosmos Lebensenergien auf und transformieren sie in Frequenzen, die von den verschiedensten Bereichen des physischen Körpers oder der feinstofflichen Körper benötigt werden. Sie strahlen außerdem Energie in die Umgebung aus. Über diese Energie tritt der Mensch in Austausch mit den Kräften, die auf verschiedenen Seinsebenen in seiner Umwelt, im Universum und an der Basis der Schöpfung wirksam sind. Erst wenn die Kundalini-Energie ungehindert fließen kann, sind alle Chakren voll aktiv und es kommt zu einer spirituellen Bewusstseinserweiterung.

Von Bedeutung für unser Thema »Haare« ist besonders das siebte Chakra oder auch Kronenchakra. Hier ist der Sitz der höchsten Vollendung im Menschen und hier vereinen sich alle Energien der anderen sechs Zentren. Das Kronenchakra befindet sich über dem Kopf. Unser Energiefeld ist dort mit dem kosmischen Energiefeld, dem Universum, verbunden. Und genau dort, wo die absolute Energie eine vitale Verbindung zwischen dem physischen Körper und den Energiekörpern herstellt, befinden sich unsere HAARE!

Ein detaillierteres Eingehen auf das feinstoffliche Energiesystem würde den Rahmen dieses Buches sprengen. Wichtiger ist hier zu erkennen, welchen Einfluss die Haare auf das Energiesystem nehmen. Die drei Grafiken auf den Seiten 148 f. zeigen hierzu beispielhaft, dass die Wuchsrichtung der Haare der Körperhaltung entspricht.

In früheren Zeiten war der enge Zusammenhang zwischen den Haaren und der Kraft bestens bekannt. Man wusste, dass viele und dicke Haare ein Symbol für viel Kraft und Energie waren.

Die Menschen, die man schwächen, verspotten und demütigen wollte, hat man deshalb immer wieder ihrer Haare beraubt. Doch heute scheint dieses Wissen immer mehr verloren zu gehen und nur wenige kümmert es, wenn sie sich selbst Schaden über die Haare zufügen und sich damit unbewusst selbst demütigen. Wäre der Zusammenhang zwischen unserer Lebensenergie und den Haaren besser bekannt, würde mit Sicherheit mehr Aufmerksamkeit darauf gelegt werden.

Sie alle kennen sicher das befreiende Gefühl nach dem Haareschneiden, das Sie vielleicht mit der sichtbaren Veränderung oder mit dem Schneiden in Verbindung bringen. Mit Hilfe der Kirlian-Fotografie, die Hochspannungsentladungsmuster registriert, kann man belegen, dass nach einem Haarschnitt die Aura des Menschen energetisch deutlicher sichtbar ist, das heißt, dass die Energie besser fließen kann. (Eindeutig nachzuweisen ist aber auch, dass jeder chemische Eingriff auf die Haare sich negativ auf das Energiesystem auswirkt.) Auf den Seiten 150 f. finden Sie Frisurformen, die den Energiefluss aktivieren können, aber auch solche, die diesen behindern.

Während des Haareschneidens findet ein Energieaustausch statt, der dafür verantwortlich ist, dass wir uns anschließend besser und befreiter fühlen. In unseren Haaren muss demnach eine große Menge negativer Energien gespeichert sein. Viele davon erzeugen wir selbst durch unsere Gedanken, Unsicherheiten oder Ängste.

Da jeder Gedanke Energie ist und sich in einer Energieform manifestiert, umgeben diese unseren materiellen Körper und befinden sich in unserem Energiekörper. Die in den Haaren abgelagerten alten Energien fallen beim Haareschneiden zu Boden, und wir sind sie los. Die teilweise blockierten Kanäle werden somit wieder frei.

Da wir normalerweise wesentlich mehr auf die Optik achten, schenken wir diesen Gefühlen der Reinigung keine besondere Aufmerksamkeit. Im Energiesystem kommt es jedoch zu einer beachtlichen Umstrukturierung und Energieerneuerung. In unseren Haaren lagern sich nämlich nicht nur unsere eigenen Energien ab. Es befinden sich dort auch viele Fremdenergien unseres Umfeldes und Energien aus unserer Umwelt. Haben wir zu viele Energien aufgenommen, die uns nicht förderlich sind, stellt sich ein Unbehagen in unserem Körper ein, das sich in Unruhe, Nervosität, Gereiztheit oder Ähnlichem auswirken kann.

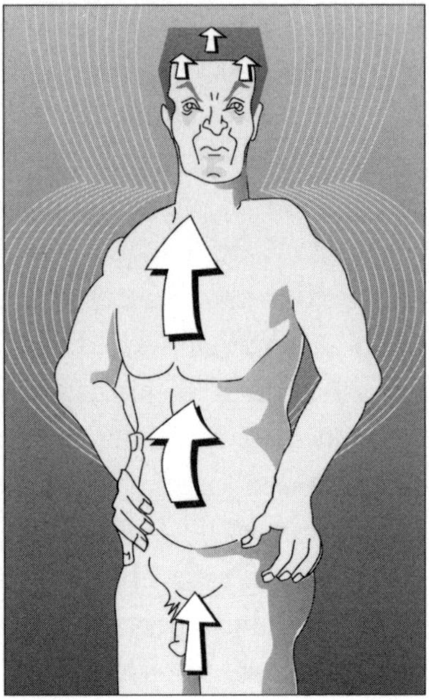

Haare als Ausdruck ...

Falls Sie hier zum ersten Mal mit dem Wissen über den Energiekörper konfrontiert werden, mag das zunächst etwas verwirrend auf Sie wirken. Meine Klienten reagieren ebenfalls häufig sehr ungläubig und eher zweifelnd, bevor sie sich nicht selbst auf eine eigene Energieerfahrung eingelassen haben und sich am eigenen Leib von deren Wirkung überzeugen konnten. Es gibt in unserem alltäglichen Leben viele Beispiele des Energieaustausches, die Ihnen bekannt sind. Denken Sie dabei nur einmal an Begegnungen mit anderen Menschen. Da gibt es Begegnungen, die uns Kraft und Freude schenken und von denen wir gestärkt nach Hause zurückkehren. Andererseits kennen

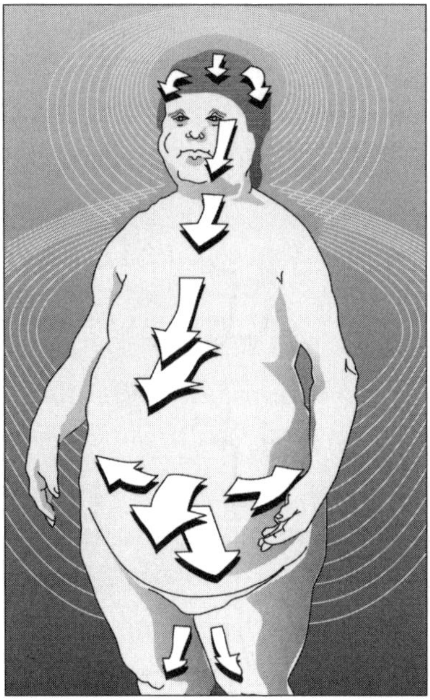

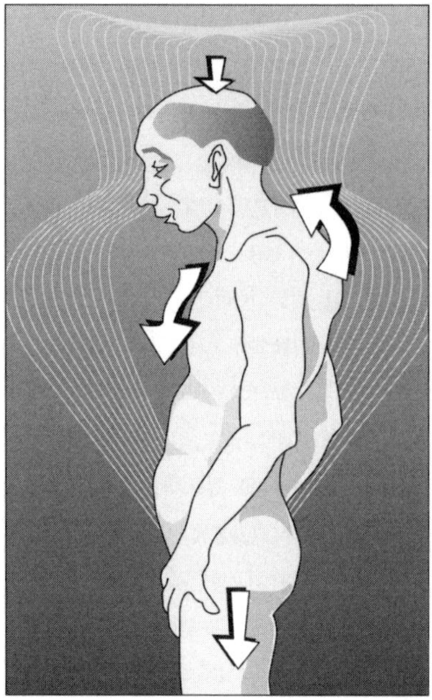

... des Energiesystems im Körper

Sie sicher auch Menschen, die Sie energetisch »aussaugen« und die Sie mit ihrer Negativität herunterziehen. Von solchen Begegnungen kehren sie müde, geschwächt und unzufrieden zurück und sind noch einige Zeit danach damit beschäftigt.
Ich möchte an zwei bekannten Situationen aus unserem täglichen Leben demonstrieren, wie die Haare negative Energie speichern:

Beispiel 1

Sie stehen morgens auf und sind nicht besonders gut gelaunt. Die Geschehnisse der letzten Tage haben Sie ziemlich mitgenommen und beschäftigen Sie noch immer. Sie grübeln hin

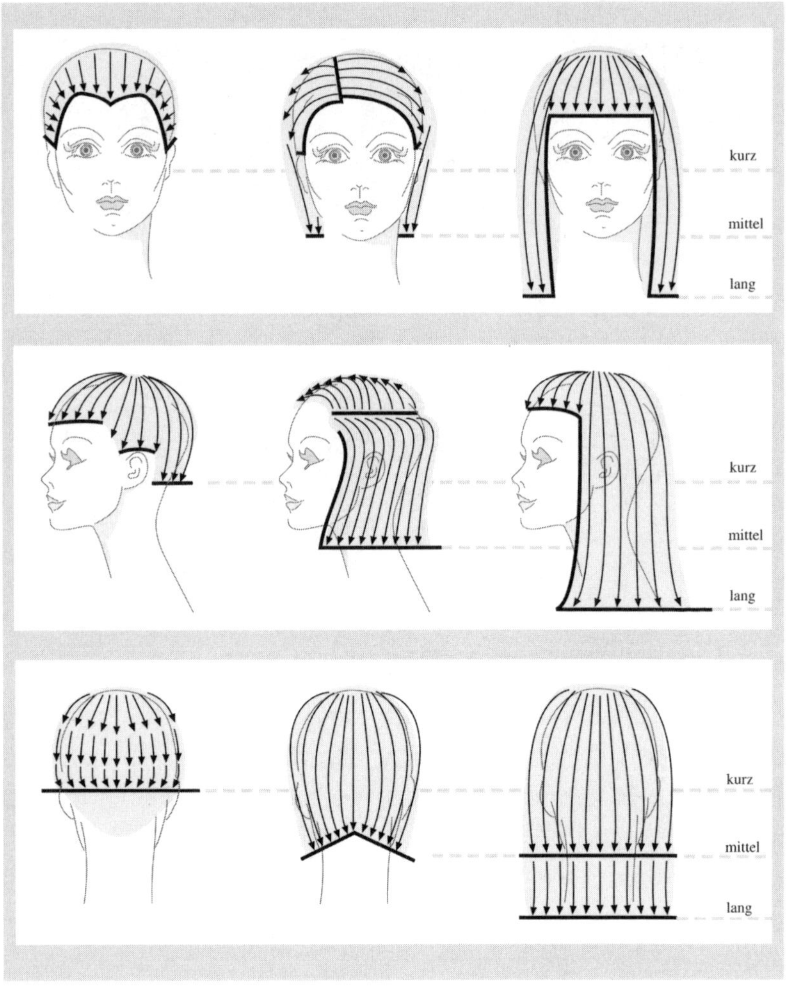

Frisurformen, die den Energiefluss unterbrechen

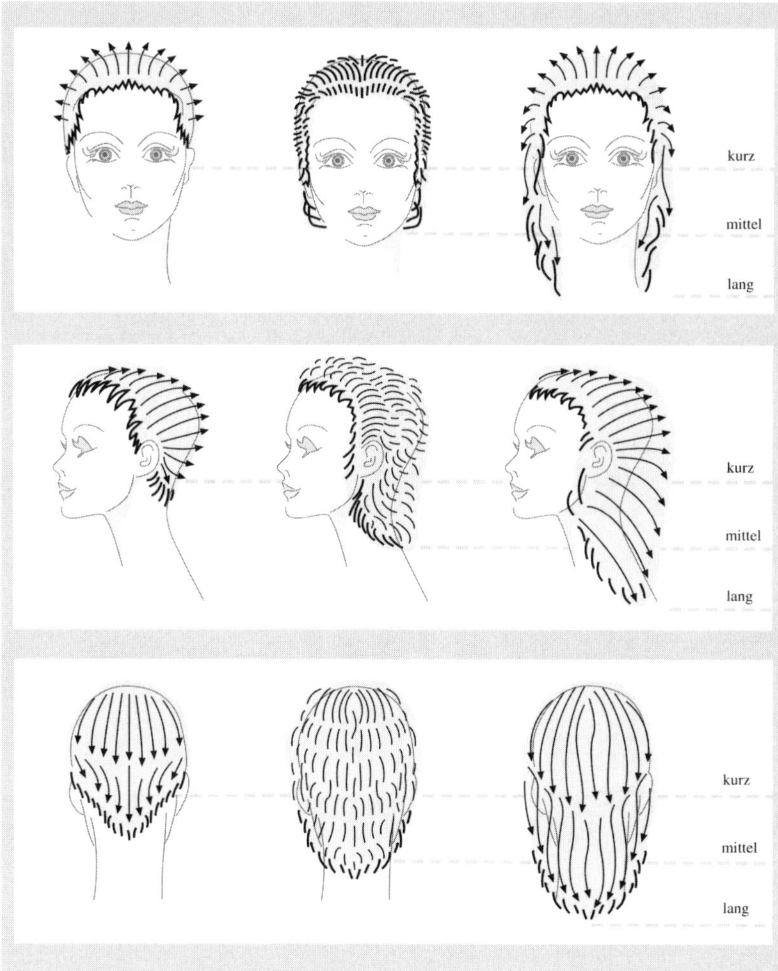

Frisurformen, die den Energiefluss positiv unterstützen

und her, kommen jedoch zu keinem befriedigenden Ergebnis. Sie werden Ihre negativen Gedanken einfach nicht los, und Sie hadern mit sich selbst.
Beim Blick in den Spiegel finden Sie das, was Sie da anschaut, wieder einmal unmöglich. Sie beschließen, etwas für sich zu tun, damit es Ihnen besser geht. Es fällt Ihnen ein, dass Sie Ihre Haare waschen könnten, und Sie steigen in die Dusche. Schon während des Haarewaschens bemerken Sie die positive Veränderung und Sie fühlen sich zunehmend besser ...

Beispiel 2

Mit vielen anderen Menschen waren Sie in der Stadt beim Schlussverkauf und sind jetzt in der überfüllten U- oder S-Bahn auf dem Heimweg. Anfangs nehmen Sie die Situation noch sehr gelassen, doch Sie bemerken, dass Sie immer nervöser und gereizter werden, und wollen nur noch raus und so schnell wie möglich nach Hause. Dort angekommen dauert es einige Zeit, bis Sie etwas zur Ruhe kommen. Sie haben das Bedürfnis, sich zu waschen und zu reinigen, um wieder ganz zu sich zu kommen. Sie haben das unbestimmte Gefühl, dass Sie etwas umgibt, das Sie gerne loswerden möchten.

Beide Beispiele zeigen, wie sich negative Energien auswirken können, unabhängig davon, ob es unsere eigenen sind oder auch fremde. Sollten Ihnen diese Beispiele bekannt vorkommen, Sie aber noch nicht darauf geachtet haben, was mit Ihrem Energiekörper dabei passiert, achten Sie das nächste Mal besonders darauf. Sie werden überrascht sein, welche Veränderung Sie über das Haarewaschen erzielen können. Wie Sie das

besonders wirksam erreichen, erkläre ich im Kapitel »Reinigungsübungen« (siehe Seite 180 ff.).
Durch den beschriebenen Zusammenhang Energiekörper und Haare wird verständlicher, warum gesundes Haar so wichtig ist. Deshalb lege ich bei meinen Klienten größten Wert darauf, dass in Verbindung mit der inneren Entwicklung auch das Bewusstsein für den Körper steigt. Wir müssen nicht hinnehmen, dass unser Körper im Laufe der Jahre immer mehr abbaut.
Ein großer Teil des Alterungsprozesses ist selbst verschuldet: Er entsteht vor allem durch Selbstvergiftung. Sehr deutlich kann man dies wieder an den Haaren beobachten. Viele Menschen glauben, dass die Haare mit dem Altern dünner und weniger werden »müssen«. Fragt man kritisch nach, wird klar, warum ihre Haare weniger werden: Sie stellen sich gegen den eigenen Körper (in diesem Fall auch gegen die eigenen Haare) und versuchen etwas künstlich zu erhalten, was auf Grund mangelnder Energie nachlässt.
Im nächsten Kapitel »Persönliche Entwicklung – innen und außen« zeige ich einen anderen Weg auf, bei dem die Haare mit zunehmenden Alter kräftiger werden und mehr Stand bekommen.
Beim siebten Chakra geht es um das Grundprinzip des »reinen Seins«. Hier sind wir mit dem eigenschaftslosen, formlosen göttlichen Sein verbunden. Hier leben und erleben wir uns in Gott, sind eins mit dem göttlichen Ursprung. Wir sind an die Energie des Universums angeschlossen. Je nachdem, wie wir uns mit zunehmendem Alter entscheiden, diesen Entwicklungsweg zum reinen Sein zu beschreiten, desto mehr oder weniger werden unsere Haare, die Antennen zum Universum, darauf reagieren. Sträuben wir uns gegen diese Entwicklung, werden wir viel Kraft und Haare lassen müssen.

Persönliche Entwicklung – innen und außen

Wie alles im Universum unterliegt auch der Mensch bestimmten Entwicklungszyklen. Er entwickelt sich nach periodischen Gesetzen, die von der Natur vorgegeben sind. Gibt er sich diesen Gesetzen hin, wird er durch das Leben geführt und entwickelt dabei seine Anlagen und Fähigkeiten. Verhindern innere Blockaden wie zum Beispiel die Ängste das Einlassen darauf, stellt der Mensch sich dagegen und hält am Altbekannten fest. Er wird dann geneigt sein, diese Blockaden zu umgehen und sich die fehlende Sicherheit in anderen Werten zu erschaffen, beispielsweise in materiellen Dingen.

Das Bedürfnis nach Anerkennung durch seine Mitmenschen wird ihn dazu veranlassen, das Leben nach den Vorstellungen bestimmter ihm nahe stehender Personen oder nach den gesellschaftlichen Regeln auszurichten. Dadurch muss er seine spontanen Gefühle zurückhalten, die nicht in das Bild der anderen passen. Dies führt bei ihm zu einem Energiestau, der sich gegen den Betreffenden selbst richtet und sich unweigerlich in Unzufriedenheit und Negativität äußert. Das männliche Prinzip, auf diese Blockaden zu reagieren, ist der Aktionsdrang, das weibliche das Zurückziehen und Zurückhalten der Energien.

Alle Therapieformen zielen darauf ab, die Blockaden aufzudecken und die festgehaltenen Energien wieder ins Fließen zu bringen. Dies kann auf den unterschiedlichsten Ebenen des Körpers geschehen, zum Beispiel durch Gesprächs- oder Verhaltenstherapie, Körpertherapie, Familienstellen, Chakrenarbeit usw.

Unbewusste Konflikte und Überzeugungen beeinflussen unser alltägliches Verhalten, haben jedoch mit der Gegenwart nichts zu tun. Es sind frühere Erlebnisse und Beziehungen, Kindheitserlebnisse, Geburtserlebnisse und Erlebnisse aus vergangenen Leben, die hier eine Rolle spielen. Schicht für Schicht muss abgetragen werden, um an den Kern, das wahre Selbst, zu gelangen.

Das Wissen über die Lebenszyklen ist in verschiedensten geistigen Schulungswegen wie zum Beispiel bei den Anthroposophen zu finden. Die Zahl 7 ist dabei von großer Bedeutung. Wir durchschreiten unsere Entwicklung in sieben Jahreszyklen, zusammengesetzt durch sieben Hauptthemen – je eines pro Jahr. Alle sieben Jahre tritt ein neues Grund- beziehungsweise Hauptthema in den Vordergrund, das sich wieder aus den sieben Hauptthemen zusammensetzt. Nach sieben mal sieben Lebensjahren beenden wir einen Gesamtzyklus von insgesamt 49 Jahren und fangen wieder von vorne an. Dieser Neubeginn setzt jedoch auf einer wesentlich höheren Entwicklungsstufe ein.

Die Grund- beziehungsweise Hauptthemen lassen sich am einfachsten durch die Zuordnung der sieben Chakren veranschaulichen:

1. *Chakra oder Wurzelchakra (am unteren Ende der Wirbelsäule, Nahe des Steiß- und Kreuzbeins)*
   Element: Erde
   Sinnesfunktion: Geruch
   Körperliche Zuordnung: alles Feste, Wirbelsäule, Knochen, Nägel, Zähne, Darm, Blut und Zellaufbau
   Zeitliche Zuordnung: Geburt bis 7. Lebensjahr, 1., 8., 15., 22., 29., 36. und 43. Lebensjahr

Themen: Urvertrauen, ursprüngliche Lebensenergie, Beziehung zur Erde und zur materiellen Welt, Sicherheit

2. *Chakra oder Sexualchakra (an den Sexualorganen)*
Element: Wasser
Sinnesfunktion: Geschmack
Körperliche Zuordnung: Beckenraum, Fortpflanzungsorgane, Nieren, Blase, Blut, Lymphe, Verdauungssäfte, Sperma
Zeitliche Zuordnung: 8. bis 14. Lebensjahr, 2., 9., 16., 23., 30., 37. und 44. Lebensjahr
Themen: Ursprüngliche Gefühle, Sinnlichkeit, Erotik, Kreativität, Hingabe und Einlassen

3. *Chakra oder Nabelchakra (Solarplexus, oberhalb des Bauchnabels)*
Element: Feuer
Sinnesfunktion: Sehen
Körperliche Zuordnung: Augen, Magen, Leber, Galle, Milz, Verdauungssystem, Bauchhöhle, vegetatives Nervensystem
Zeitliche Zuordnung: 15. bis 21. Lebensjahr, 3., 10., 17., 24., 31., 38. und 45. Lebensjahr
Themen: Entfaltung der Persönlichkeit, Umgang mit Emotionen – auch mit Aggression, Selbstwertgefühl, Weisheit, die aus Erfahrung wächst

4. *Chakra oder Herzchakra (Brustkorbmitte, in Höhe des Herzens)*
Element: Luft
Sinnesfunktion: Tastsinn
Körperliche Zuordnung: Herz, Kreislauf, Haut, Hände, Blutkreislaufsystem, unterer Lungenbereich

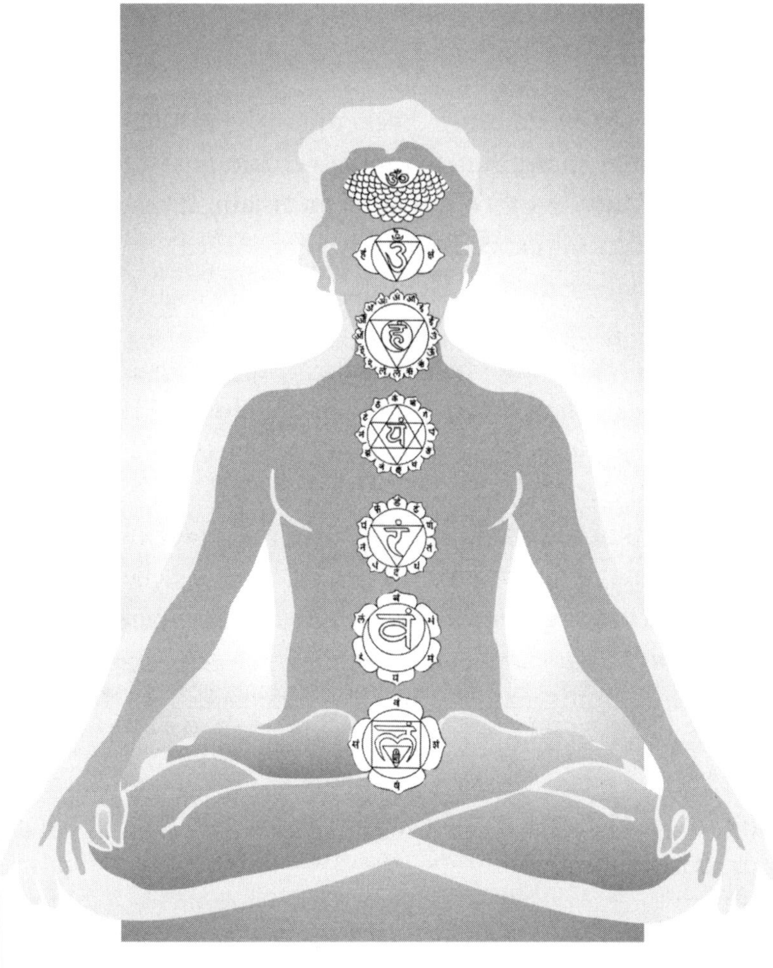

Die sieben Chakren beim Menschen

Zeitliche Zuordnung: 22. bis 28. Lebensjahr, 4., 11., 18., 25., 32., 39. und 46. Lebensjahr
Themen: Liebe, Mitgefühl, Hingabe, Offenheit und Wärme

5. *Chakra oder Halschakra (am Kehlkopf)*
Element: Äther
Sinnesfunktion: Hören
Körperliche Zuordnung: Hals, Mund, Kiefer, Stimmbänder, Ohren, Luftröhre, Bronchien, oberer Lungenbereich
Zeitliche Zuordnung: 29. bis 35. Lebensjahr, 5., 12., 19., 26., 33., 40. und 47. Lebensjahr
Themen: Kommunikation und Selbstdisziplin, kreativer Selbstausdruck, Offenheit

6. *Chakra oder Stirnchakra, »drittes Auge« (zwischen den Augenbrauen)*
Element: keine Zuordnung, der materielle Bereich ist überwunden
Sinnesfunktion: »Sechster Sinn«, übersinnliche Wahrnehmung
Körperliche Zuordnung: Augen, Ohren, Nase, Nebenhöhlen, Gesicht, Kleinhirn, Zentralnervensystem
Zeitliche Zuordnung: 36. bis 42. Lebensjahr, 6., 13., 20., 27., 34., 41. und 48. Lebensjahr
Themen: Selbstverantwortung, Intuition, Geisteskraft, klare Wahrnehmung

7. *Chakra oder Kronenchakra (über dem Kopf)*
Element: keine Zuordnung, ebenfalls nicht mehr mit dem materiellen Bereich verbunden
Sinnesfunktion: keine Zuordnung
Körperliche Zuordnung: Großhirn

Zeitliche Zuordnung: 43. bis 49. Lebensjahr, 7., 14., 21., 28., 35., 42. und 49. Lebensjahr
Themen: universelles Bewusstsein, Licht, Vollendung, höchste Erkenntnis, Vereinigung mit dem All-Seienden

Nach dem 49. Lebensjahr beschreiten wir dann den zweiten Durchlauf, der wieder die gleichen Grund- und Hauptthemen beinhaltet, jetzt jedoch auf einer viel höheren Entwicklungsstufe.
Auf der körperlichen Ebene finden wir ebenfalls den Siebenjahresrhythmus. Nach sieben Jahren sind alle Körperzellen vollständig durch neue ersetzt und erneuert worden – so auch die Haare, die nicht älter als sieben Jahre werden.
Überträgt man den Siebenjahresrhythmus der inneren Entwicklung auf das Äußere und die Haare, gibt es erstaunliche Parallelen. Vielen ist gar nicht bewusst, wie sich dieser Rhythmus auf das Aussehen beziehungsweise die Frisur und die Kleidung auswirkt. Sie kennen sicher das Gefühl, wenn eine äußerliche Veränderung fällig ist und das derzeitige Aussehen Sie nicht mehr befriedigt. Oder wenn die lange getragene Lieblingsfarbe auf einmal nicht mehr passt und Sie sich zu ganz anderen Tönen hingezogen fühlen. Oder wenn sich der Kleiderstil radikal verändert und Sie sich mit der momentanen Frisur überhaupt nicht mehr sehen können.
Dieses Gefühl, sich äußerlich verändern zu müssen, entwickelt sich parallel zu den inneren Entwicklungsschritten. Es erleichtert diese inneren Schritte sehr, wenn diese Verbindung erkannt wird. Dadurch entsteht ein sicheres Gefühl, das Richtige zu tun und auf dem richtigen Weg zu sein. Das Bedürfnis nach äußerer Veränderung kann ein Vorbote für die kommenden Entwicklungsschritte sein. Weiß man über die verschiedenen

Zyklen Bescheid, kann man viel gelassener und ohne viele Experimente an seinem Aussehen darauf zugehen und das Richtige dafür tun. Dabei sollten wir auf uns selbst zugehen und uns immer mehr annehmen, so, wie wir sind.

Haare, die Verbindung zum Universum

Die ganze Kunst war: sich fallen lassen! Das leuchtete als Ergebnis seines Lebens hell und durch sein ganzes Wesen: sich fallen lassen! Hatte man das einmal getan, hatte man einmal sich dahingegeben, sich anheimgestellt, sich ergeben, hatte man einmal auf alle Stützen und jeden festen Boden unter sich verzichtet, hörte man ganz und gar nur noch auf den Führer im eigenen Herzen, dann war alles gewonnen, dann war alles gut, keine Angst mehr, keine Gefahr. (...)
Sein Leben lag vor ihm wie ein Land mit Wäldern, Talschaften und Dörfern, das man vom Kamm eines hohen Gebirges übersieht. Alles war gut gewesen, einfach und gut gewesen, und alles war durch seine Angst, durch sein Sträuben zur Qual und Verwicklung, zu schauerlichen Knäuel und Krämpfen von Jammer und Elend geworden!
(Herrmann Hesse: *Gesammelte Dichtungen, Band 4: Klein und Wagner*, Frankfurt/M.: © Suhrkamp Verlag 1975, Seite 90, 92)

Wie wir gesehen haben, sind Haare ein Energiebarometer. Sie zeigen uns an, wie sehr wir zu unserer Energie (und zu uns selbst) stehen und diese ausleben. Und sie geben Auskunft über unsere Geistes- und Gefühlshaltung.
Wenn man sich den Menschen als einzige Energiekonstellation vorstellt, erscheint dabei im Idealfall das Bild frei strömender Energie, die in allen Schichten, allen Richtungen und zu jeder Zeit fließt. Der Mensch steht dabei mit beiden Beinen fest verankert auf dem Boden, hat eine aufrechte Körperhaltung und der Kopf bildet den höchsten Punkt, der mit dem Universum verbunden ist.
Das Selbstgefühl, eine körperliche Erfahrung des Wohlbefindens, kommt durch das freie, selbstverständliche und vertrauensvolle Fließen der Energie zustande, mit dem Einssein der Natur und allen damit verbundenen kosmischen Gesetzen. Ist diese Energie blockiert, liegt ein Abblocken von Gefühlen zugrunde. Die Gefühle werden festgehalten, wenn emotionale Reaktionen den Organismus überwältigen, die Erregung größer ist als die Fähigkeit, mit ihr zurechtzukommen, oder wenn Einschränkungen von außen durch Eltern, Geschwister, Gleichaltrige oder durch schulische Erziehung erfahren wurden.
Man spricht dann von Gefühlsverletzungen, die einen Schreckreflex ausüben. Diese Verletzungen können zu den unterschiedlichsten Zeiten des Lebens geschehen und alle möglichen Ursachen haben.
Sie können zum Beispiel

- pränatalen Ursprungs sein,
- mit dem Geburtserlebnis zusammenhängen,
- in frühester Kindheit durch Abwesenheit eines Elternteils oder beider Eltern entstehen,

- als Folge von Krieg, Armut, Scheidung, Tod oder wirtschaftlicher Notlagen auftreten,
- sich durch verbalen, emotionalen und physischen Missbrauch in der Kindheit manifestieren,
- aus Gefühlen von Ärger, Abhängigkeit, Verlangen nach Kontakt, Angst vor dem Verlassenwerden oder aus der Vorstellung von schrecklichen Ereignissen kommen.

All dies kann die frei fließende Energie behindern und zu Blockaden führen. Außerdem spielen die archetypischen Bilder der Seele, die aus der Vergangenheit der früheren Leben angesammelt wurden, eine Rolle und können unbewusst auf das Energiesystem Einfluss nehmen.

Um dem energetischen Festhalten und der damit verbundenen Energiereduzierung entgegenzuwirken, müssen die inneren Blockaden aufgedeckt und erlöst werden. Dazu ist es notwendig, die ins Unterbewusstsein verdrängten Erlebnisse wieder ins Bewusstsein zu holen und sich darauf einzulassen, eine Bewältigung unerlöster Erlebnisse nachzuholen.

Um Probleme, Verstrickungen und Blockaden in der Gegenwart zu verstehen, ist es hilfreich, die eigene Vergangenheit zu kennen. Der Abstieg in die tieferen Schichten des Unterbewusstseins konfrontiert uns mit den Mustern und Ängsten aus früheren Zeiten. Dies sind »gebundene Energien«, die uns auf bestimmten Bahnen des Lebens festhalten und unsere Entwicklung und die frei fließende Energie behindern.

Durch tieferes Verstehen und Erkennen entstehen neue Möglichkeiten. Die Energie kann dann wieder fließen, unerledigte emotionale Konflikte können abgeschlossen werden. Wir bekommen dadurch freien Zugang zu unserem Energiepotenzial.

Die Haare zeigen uns dabei viel über den Energiefluss und

unser Energiepotenzial. Wollen wir unsere Antennen zum Universum nutzen und uns auf den Weg machen, die Energie wieder zum Fließen zu bringen, müssen wir als Erstes bereit sein, uns zu öffnen.
Ich habe dabei ein Bild von Haaren, die sich so entwickeln dürfen, wie sie wollen. Ohne Manipulation, ohne starre Begrenzungen, ohne vorgegebenes Schema. Wir sollten die Bereitschaft zeigen, offen und ehrlich zu erkennen, welches Bild wir äußerlich darzustellen versuchen, wie weit wir uns von uns entfernt haben und mit welchen Glaubenssätzen und Programmierungen wir dieses rechtfertigen. Der Blick auf die Umrahmung des Gesichtes in Form der Haare verrät sehr viel darüber.
Und wir sollten hinter die Beweggründe schauen, die uns zu Veränderungen an den Haaren veranlassen. Das könnte so oder ähnlich aussehen:

Ich muss meine Haare färben, weil sie so farblos und mausgrau sind.
Dahinter steht: Woher kommt die Unzufriedenheit mit mir und die Farblosigkeit in meinem Leben? Welche Ängste habe ich, aus dem Bekannten, Gewohnten herauszutreten und wieder etwas Neues zu tun, das Farbe, Freude und Abwechslung in mein Leben bringt?

Meine Haare sind so dunkel, ich muss sie heller färben, damit sie lebendiger aussehen.
Dahinter steht: Warum ist meine Gedankenwelt nicht besonders freundlich und hell? Warum habe ich Angst vor meinem Schatten und davor, zu meinen unangenehmeren Seiten zu stehen? Warum kann ich meine Schwächen nicht annehmen.

Ohne Dauerwelle, Haarspray, Festiger etc. fallen meine Haare sofort wieder zusammen, sind ohne Stand und Volumen.
Dahinter steht: Warum halte ich meine Energie fest, warum habe ich Angst, meinen Standpunkt oder meine Bedürfnisse zu vertreten? Welche Erlebnisse habe ich nicht verarbeitet, die mich hindern, zu meiner Sensiblität, aber auch zu meiner Kraft zu stehen?

Meine Haare stehen immer an dieser Stelle ab. Ich muss sie in Form bringen.
Dahinter steht: Was stellt mir die Haare auf, warum ist der Energiefluss gestaut? Was behindere ich durch meine Haltung, das wieder in Fluss kommen möchte?

Ich kann meine grauen Haare nicht mehr sehen, ich muss etwas dagegen unternehmen.
Dahinter steht: Wo gebe ich zu viel Energie von mir her, wo bin ich überfordert und überlastet? Warum achte ich nicht genügend auf meinen Energiehaushalt?

Es gehören Mut und Offenheit dazu, sich auf das einzulassen, was man nicht mag, bekämpft oder ignoriert. Über unsere Haare können wir erkennen, wie viel Vertrauen beziehungsweise Misstrauen sich in uns befindet, uns selbst zu stellen und uns selbst gegenüber ehrlich zu werden. Und mit dieser Ehrlichkeit kommt die Energie in Fluss, richtet sich nach oben und ermöglicht ein erfülltes, vertrauensvolles Leben.

Wie wird der Energiefluss im Körper an den Haaren sichtbar?

Kehren wir noch einmal zum Idealbild des Menschen zurück, bei dem die Energie frei strömen kann. Sie fließt auf allen Ebenen und ist für die betreffende Person jederzeit zugänglich, wann immer sie benötigt wird. Ein solcher Mensch sieht sich selbst als Teil des Ganzen, wird versucht sein, im Rhythmus und nach den Gesetzen der Natur zu leben, und hat ein gesundes Selbstgefühl. Sein Organismus ist kräftig und gesund, die Haare glänzen und haben Spannkraft. Das äußere Erscheinungsbild wird für ihn eine untergeordnete Rolle einnehmen, es ist als selbstverständlich gegeben. Die natürlichen Gegebenheiten dürfen voll zum Ausdruck kommen und werden lediglich unterstützt.

Ist der Energiefluss blockiert und kann nicht frei strömen, wird man sich, unwissend über die eigentlichen Gründe, auf die Suche machen, seine Energie zu finden und in seine Energie zu kommen. Die inneren Themen der Blockaden werden dabei auf die Umwelt projiziert, wir grenzen uns ab und verleugnen verdrängte Anteile unseres Selbst. Die Summe aller abgelehnten Wirklichkeitsbereiche bezeichnen wir nach C.G. Jung als Schatten. Das sind die Bereiche, die wir selbst nicht an uns sehen oder sehen wollen. Die Angst vor diesen Anteilen führt dazu, sie auf ein anonymes Böses in der Welt zu übertragen und sie durch Ablehnung zu verleugnen. Dieses Verleugnen führt zu einem Sich-Zusammenziehen der Lebensenergie, zu einer Kontrolle der Gefühle, und wirkt sich unweigerlich auf den ganzen Organismus aus – auch auf unsere Haare. Die Defizite, die dann die Haare zeigen, versuchen wir über Veränderungen der Struktur, Farbe oder Form auszugleichen. So sind

wir es letztlich selbst, die wir uns durch das Halten der Energie den Stand, die Fülle, das Volumen, die Farbe und die Kraft der Haare nehmen.
Unwissend über das, was da mit uns und unserer Energie geschieht, werden wir unzufrieden mit uns und fangen an, das, was uns äußerlich nicht an uns gefällt, zu verändern. Dadurch bewegen wir uns weg von unserem Selbst und kreieren uns ein Bild, das nicht mehr der Realität entspricht. Die Haare, der Körper und der Organismus reagieren mit Widerstand, und so kommt es zu einem Kampf in uns und gegen uns selbst. Und dieser Kampf endet meist in Verzweiflung und Resignation.
Es gibt zwei Arten, die den Widerstand durch den veränderten Energiefluss anzeigen:

1. Auflehnung und übermäßiger Aktionsdrang oder
2. Resignation und Rückzug.

Bei der *Auflehnung* sind die Haare widerspenstig, stehen an verschiedenen Stellen ab, drücken ihr Eigenleben durch starke Wirbel und sich oft ändernde Wuchsrichtungen aus. Bei der *Resignation* verlieren die Haare ihren Stand, liegen flach am Kopf an und verlieren an Stärke und Kraft.
Im Unterbewusstsein ist das Wissen über die fehlgeleitete Energie vorhanden. Dies veranlasst uns dazu, von außen etwas zu verändern. Wir helfen dort künstlich nach, wo die Kraft von innen fehlt, das Idealbild zu erreichen.
Interessant ist, wie sich geistige Fehlhaltungen in uns an den verschiedenen Kopfstellen und über die Haarstruktur zeigen:

Der Vorderkopf

Dieser Bereich vom höchsten Punkt des Oberkopfes bis zur Stirn und zum äußeren Ende der »Geheimratsecken« steht für die Erlebnisse und Erfahrungen aus der Kindheit. Alle Informationen darüber sind dort gespeichert.

Die Wuchs- beziehungsweise Fallrichtung der Haare deutet zu der Seite, zu der man sich mehr hingezogen fühlt: Fallen die Haare von sich selbst aus gesehen nach links, bedeutet dies eine Tendenz zur Mutter, Weiblichkeit, intuitiven und emotionalen Seite, fallen sie nach rechts, neigt man mehr zum Vater, zu Männlichkeit, Vernunft und zur rationalen Seite. Fallen die Haare nach vorne in die Stirn, heißt dies, man ist noch in der Abhängigkeit zu den Eltern verstrickt, hat Angst, sich ganz von den Kindheitserlebnissen zu lösen, ganz zu seiner Persönlichkeit zu stehen und dem Leben voll die Stirn zu bieten.

Eine starke Wirbelbildung in diesem Bereich verweist darauf, dass die Energie sich im Kreis dreht und der Betreffende sich nicht aus diesen Themen lösen kann.

Medizinisch ist dem Vorderkopf die Harnblase zugeordnet.

Die wesentlichen Themen, die diesem Bereich entsprechen, sind: Druck aushalten und loslassen, Konflikt zwischen Behalten (von seelischem Ballast) und Loslassen (von Überlebtem), alte Themen verarbeiten und ausspülen, fließen lassen, Konfliktverdrängung, Kopfschmerz, Schamgefühle, gestörte Sexualität, unerfüllte Liebessehnsucht und Angst, auf eigenen Füßen zu stehen.

Deren Bearbeitung liegt darin: unerlöste Kindheitserlebnisse ins Bewusstsein zu holen und zu verarbeiten, Konfliktbereitschaft für seelischen Druck zu entwickeln, sich seelischen Anforderungen zu ergeben und Überlebtes loszulassen.

Die Seitenpartien und Schläfen

Dieser Bereich reicht von der seitlichen Begrenzung des Gesichtes (Haaransatz) über die Ohren und läuft zum Nacken hin aus. Der linken Seite sind Emotionen, Gemüt, Gefühle, Instinkt und das Unbewusste zugeordnet, der rechten Geist, Wille, Aktivität, Ratio, Verstand und Bewusstsein.
Bei den meisten Menschen sind beide Seiten sehr unterschiedlich ausgeprägt. Es gibt verschiedene Wuchsrichtungen, verschiedenste Wirbel, einen unterschiedlichen Ergrauungsgrad, und auch die Fülle der Haare unterscheidet sich. Die Seitenpartien ergrauen als Erstes(!), dann der Vorderkopf, am Hinterkopf hält sich die Naturfarbe am längsten. Die Seite, die nicht ausreichend gelebt wird (meistens die linke), wird als schwieriger beziehungsweise widerspenstiger empfunden, und es wird versucht, diese »in den Griff zu bekommen«.
Medizinisch sind diesem Bereich Magen und Galle zugeordnet. Erkrankungen, die mit dem Magen und der Galle zu tun haben, stehen in Verbindung mit unverarbeiteten, unverdauten Gefühlen, unausgelebten und unterdrückten Aggressionen, Übersäuerung (sauer sein ...), Sehnsucht nach konfliktfreiem Kinderparadies, Essen als Ersatzbefriedigung und oral-aggressiven Fixierungen.
Betroffene haben Folgendes zu bearbeiten: Bewusstmachung der Gefühle und der Sehnsucht nach Kindheit sowie des Wunsches nach fürsorglicher Liebe, sie haben Konflikte bewusst zu bearbeiten, die Angst hinter der Aggression aufzudecken, müssen mit ihren Gefühlen ins Reine kommen sowie Liebe empfangen und auch geben.

Hinterkopf

Am Hinterkopf treffen die Energien der vorderen Körperhälfte und des Rückens zusammen. Hier sind immer Wirbel und sich ändernde Wuchsrichtungen vorzufinden. An dieser Stelle sind wir angebunden an die universelle Energie.

Die Wuchsrichtung und der Stand der Haare zeigen unsere innere Haltung dazu. Sind die Haare dort sehr flach und mit widerspenstigen Wirbeln versehen, weigert sich der Betreffende, sich für spirituelle Wahrheiten zu öffnen, sich dem Universum hinzugeben. Fällt das Haar am Hinterkopf stark auseinander, deutet dies auf den inneren Kampf des Ego und des göttlichen Selbst hin. Dieser Kampf wird äußerlich durch starkes Toupieren und Fixieren der Haare fortgeführt – als ob man unbewusst versuchen würde, diese Stelle zu schützen. Ohne Haare an dieser Stelle fühlt man sich sehr ungeschützt und offen für äußere Energien.

Vermutlich rasierten sich aus diesem Grunde die Mönche dort ihre Tonsur, um sich für die spirituellen Welten zu öffnen. In manchen Religionen, zum Beispiel dem Judentum, wird diese Stelle aus demselben Grund durch eine Kopfbedeckung geschützt.

Über den Hinterkopf laufen einige Meridiane (Energiebahnen), die auf das vegetative Nervensystem, die Blase und die Galle Einfluss haben. In der Akupunktur und Akupressur werden über den Hinterkopf viele Körpersymptomatiken, unter anderem auch psychische und nervöse Störungen, behandelt, außerdem wird damit versucht, eine Beruhigung der Körperfunktionen (Stressreduzierung) anzuregen.

Nacken

Im Nacken sammelt sich die Körperenergie, die der Kopf (Verstand) nicht weiter nach oben fließen lässt: »Die Angst sitzt im Nacken.« Der Kopf ist leicht eingezogen, die Wirbelsäule nicht ganz aufgerichtet, die Körperhaltung gebeugt. Ist die Energie im Nacken blockiert, reagiert der Haarwuchs darauf durch starke Wirbelbildung, Abstehen beziehungsweise Auflehnung der Haare.

Im Nacken zeigen sich die Themen Sturheit, Starrköpfigkeit und Hartnäckigkeit. Diese deuten auf Energieblockaden hin und äußern sich durch die Wuchsrichtung der Haare, durch Nackensteifheit, Nacken- und Rückenschmerzen. Der Energiestau ist durch Handauflegen spürbar: Der Nackenbereich ist wärmer und fester als üblich. Dahinter steht eine unbewusste Weigerung, alle Seiten und Möglichkeiten der Welt anzuerkennen, eine innere Unbeweglichkeit.

Häufig kann man feststellen, wie der Haarwuchs sich stark auf eine Seite konzentriert und der anderen Seite »ausweicht«. Das kann sich zum Beispiel so auswirken, dass die Haare im Nacken alle nach links wachsen und auf dieser Seite auch kräftiger und stärker sind. Auf der rechten Seite sind sie vergleichsweise dünner und haben starke Wirbel. So ein Haarwuchs deutet darauf hin, dass die Energie auf der rechten Körperseite, die dem Handeln entspricht, nicht fließen kann.

Bringt man den Energiefluss im Nacken nach oben in Bewegung, legen sich die Haare und geben ihren Widerstand auf. Die Energie kann wieder fließen, wenn wir uns öffnen und bereit sind, unseren Weg zu gehen.

Die Wuchsrichtungen und Wirbel unserer Haare verraten uns viel über den Energiefluss in unserem Körper und die damit verbundenen inneren Haltungen. Unsere Energie möchte fließen, sich zeigen, nach außen treten. Also haben wir zwei Möglichkeiten:
Wir können den Haaren unseren Willen aufzwingen und sie benutzen, um etwas darzustellen, was nicht der Realität entspricht, oder ...
... die Haare unterstützend als Antennen zum Universum einsetzen und darauf hören, was sie uns über uns sagen und worauf sie uns hinweisen möchten.

Ganzheitliche Pflegetipps

Die Pflege der Haare wird sehr oft vernachlässigt. Die meisten gehen davon aus, dass sich die Haare von selbst regenerieren, indem sie immer wieder gesund nachwachsen. Erst wenn sich Mangelerscheinungen wie zum Beispiel starker Haarausfall, Farbverlust oder Haarspliss deutlicher zeigen, beginnen wir uns Gedanken zu machen und unsere Verhaltensweisen zu überdenken.

Das ist mit unserem Körper genauso. Wir strapazieren ihn so lange, bis er uns über Krankheiten symbolisiert, dass das Maß jetzt voll ist, er überlastet ist und Zeiten der Regeneration benötigt. Und selbst dann ist es für viele schwierig geworden, sich in unserer leistungsorientierten Gesellschaft die nötigen Auszeiten zu genehmigen. Dabei zeigen uns gerade die Symptome des Körpers – und der Haare! – unsere psychischen Konflikte und sind durch ihre Symbolik in der Lage, das jeweilige Problem aufzudecken.

Obwohl die moderne Medizin sensationelle Fortschritte erreicht hat, nimmt die Zahl der Erkrankungen ständig zu. Betrachten wir den Gesundheitszustand der Bevölkerung, ist auffällig, dass fast jeder irgendein gesundheitliches Leiden hat. Die Entwicklung der Allergien zum Beispiel ist erschreckend, genauso die Erkrankungen der Haut. Fast jedes Kind ist mittlerweile betroffen, jeder zweite Erwachsene reagiert allergisch. Viele

Symptome wie Haarausfall, Hautirritationen usw. werden mittlerweile als »normal« hingenommen, mit der Bemerkung »Das haben doch alle«.
Man könnte hier die Schadstoffe der Umwelt, der Zivilisation oder der ungesunden Lebensweise verantwortlich machen, doch wo bleibt dabei der metaphysische Aspekt der Krankheit? Das Vertrauen in die hoch wissenschaftliche Schulmedizin ist gesunken, viele suchen Hilfe durch traditionelle, alternative Heilmethoden wie zum Beispiel die Naturheilkunde, die Homöopathie, Akupunktur oder Psychotherapie, um nur einige zu nennen.
Wir haben verlernt, die Verantwortung für uns selbst zu übernehmen und entsprechende Gesundheitshygiene zu betreiben. Es wird uns so viel »Unterstützung« von außen angeboten, unter anderem durch Medikamente, dass wir altes Wissen, wie wir den Körper im Gleichgewicht der Gesundheit halten können, vergessen haben und uns auf die anderen verlassen, die für uns sorgen sollen. Die Kräfte des Einzelnen sind durch hohe Anforderungen und Stress überfordert, viele greifen zu Tabletten, Beruhigungsmitteln, Schlafmitteln oder Drogen wie Alkohol, Zigaretten oder Ähnliches. Dabei scheint es »modern« zu sein, sich gestresst zu fühlen. Viele erhalten dadurch ihre Anerkennung, die sie sich selbst nicht zukommen lassen.
Unter entsprechender Gesundheitshygiene verstehe ich ganzheitliche Körperpflege. Dazu gehören gesunde Ernährung, körperliche Fitness, positives Denken und ausreichende Ruhezeiten und Entspannung. All dies wirkt sich positiv auf unseren Körper aus – und natürlich auch auf unsere Haare.
Der Zustand unserer Haare hat umgekehrt großen Einfluss auf den gesamten Organismus. Das haben mir viele Kunden bestä-

tigt, die sich durch gesünderes Haar auf dem Kopf ruhiger, ausgeglichener und psychisch stabiler gefühlt haben. Unsere Haare können unser Energiesystem positiv, aber auch negativ beeinflussen. Deshalb spreche ich auch von ganzheitlichen Pflegetipps, die Auswirkungen nicht nur auf die Haare, sondern auf unseren gesamten Gesundheitszustand haben.

Die »äußere« Haarpflege

Da es so viele unterschiedliche Haararten wie Menschentypen gibt, kann es nicht *die* richtige Pflege für alle geben. An erster Stelle steht jedoch zu lernen, sich voll mit seinen Haaren zu identifizieren, sie liebevoll und behutsam zu behandeln und zu pflegen und als schätzenswerten Teil von sich selbst anzusehen. Erst wenn der »Kampf« gegen die Haare aufgegeben wird, können diese sich voll entfalten und »schön« werden. Betrachten Sie Ihre Haare, ebenso wie Ihren Körper, als ein kostbares Geschenk der Natur, der göttlichen Schöpfung. Mit dieser inneren Haltung werden sich viele Fragen über die »richtige« Haarpflege von selbst ergeben.
Vermeiden Sie möglichst alle schädlichen Einflüsse auf Ihre Haare, die deren Struktur verschlechtern oder sogar zerstören. Dazu gehören unter anderem zu häufiges Waschen, aggressive chemische Waschmittel und aggressive Tenside. Sie waschen damit nicht nur den Schmutz von Haar und Kopfhaut, sondern auch den natürlichen Fettfilm und lösen damit Lipide (Fette) aus der Hornhaut. Durch das Eindringen schädlicher Mikroorganismen in die ungeschützte Haut kann es so zu Hautrei-

zungen und Allergien kommen. Außerdem kann zu häufiges Waschen eine Überfunktion der Talgdrüsen hervorrufen.
Die Haare ein- bis zweimal pro Woche zu waschen ist völlig ausreichend. Zwischen den Waschtagen sollten Sie die Haare nur mit Wasser spülen und auf Shampoo verzichten. Verwenden Sie als Shampoo bitte keine stark schäumenden Produkte (zum Beispiel mit Laurylsulfat oder Natrium-Laurylsulfat). Am besten eignen sich Naturprodukte wie Lavaerde, Seifenrindenbaumshampoo usw.
Wer regelmäßig Haarsprays, Glanzsprays, Schaumfestiger, Haargels, sonstige Festiger oder ähnliche »Finishprodukte« verwendet, schädigt seine Haare und seine Kopfhaut. Die Sprungkraft der Haare und ihr Glanz gehen durch die Beeinträchtigung der Schuppenschicht verloren, die Kopfhaut wird verklebt und kann nicht mehr atmen.

- Siliconhaltige Haarpflegemittel verkleben die Haare, machen sie schwer und frisierunwillig. Bei häufiger Anwendung kommt es zu einer Überlagerung in der Schuppenschicht.
- Stark entfettende Reinigungsmittel und Trockenshampoos stören die normale Talgdrüsenfunktion und schädigen Haar und Kopfhaut durch Austrocknung.
- Heißes und häufiges Föhnen, Lockenstäbe, heizbare Wickler, Kletteisen und andere Hilfsmittel zur Frisurengestaltung schädigen die Haarstruktur: Sie machen die Haare dünner. Am schonendsten für die Haare ist es, diese an der Luft trocknen zu lassen oder nur lauwarm trockenzublasen. (Dies setzt allerdings einen »perfekten« Haarschnitt voraus.)
- Alle chemischen Behandlungen wie Dauerwelle, Färben, Strähnen, Intensivtönungen, Entkrausen usw. schädigen die Haarstruktur und unter Umständen auch die Kopfhaut.

- Mechanische Reize wie Metallkämme oder -bürsten, scharfkantige Frisiergegenstände, Toupieren usw. schädigen ebenfalls die Haarstruktur.
- Haargummis oder scharfkantige Haarspangen knicken die Haare ab und üben zu viel Druck auf sie aus. Die Folge ist Haarspliss oder -bruch.
- Starke Sonnenbestrahlung, auch in Verbindung mit Salzwasser, trocknet das Haar aus, es wird porös und brüchig. Geben Sie deshalb vor dem Sonnenbaden als Schutz etwas Öl in die Haare.

Allgemein gilt, dass das Naturprodukt Haar am besten auf Naturprodukte reagiert. Vermeiden Sie deshalb unnötige Chemie auf Ihrem Kopf. Sie belastet nur Ihre Haare, die Kopfhaut und Ihr Energiefeld. Die Natur hält alles bereit, was man zur Haarpflege benötigt. Pflegende Öle wie zum Beispiel Mandelöl, Pfirsichkernöl oder Jojobaöl sind besonders gut geeignet.
Viele künstliche Produkte wären überflüssig, wenn wir das Haar und die Kopfhaut im Vorfeld nicht unnötig strapazierten. Sie brauchen keine Haarpflegeprodukte kaufen, wenn Sie Ihre Haare aus ganzheitlicher Sicht betrachten und chemische Experimente unterlassen. Ein absolut gesundes Haar ist fähig, sich ohne Hilfsmittel von außen gesund zu erhalten und zu glänzen. Je gesünder und kräftiger das Haar ist, desto größer werden seine Sprungkraft, sein Stand und sein Halt sein.
Auch im Alter wird sich jahrelange liebevolle Behandlung der Haare auszahlen. Es ist nämlich nicht richtig, dass im Alter die Haare weniger und dünner werden müssen. Bei Menschen, die ihren Lebensabend genießen und die mit sich zufrieden sind, beobachte ich genau das Gegenteil. Auch hier ist das Haarvolumen abhängig von den inneren Einstellungen.

Bei allem, was Sie mit Ihren Haaren machen, denken Sie dabei an das Bild des Baumes. Überlegen Sie sich vorher, ob Sie das, was Sie Ihren Haaren zumuten, auch einem Baum zumuten würden. Wenn Sie sich und Ihre Haare als ein Geschenk der Schöpfung annehmen können, werden sicherlich Entspannung und das Gefühl der Freude und Zufriedenheit einkehren.

Die »innere« Haarpflege

Wir experimentieren zu viel mit unseren Haaren, weil wir in der Regel den Zusammenhang mit dem Energiekörper nicht kennen. Gerade bei jungen Menschen ist zu beobachten, dass diese intuitiv die Energien um sie herum spüren und aus diesem Grunde häufig mit den Händen durch ihre Haare streifen. Doch die wenigsten wissen, warum sie das tun. Mit zunehmendem Alter wird dann immer mehr »dichtgemacht«, die Haare verlieren ihre Beweglichkeit durch Sprays, Festiger, Toupieren usw.

In den Haaren lagern sich viele Energien ab, positive wie auch negative, unsere eigenen und auch die der anderen, die sich dann wie eine Schicht um uns herum ablagern. Aus diesem Grund haben sehr sensitive Menschen das Bedürfnis, sich häufig, manchmal auch mehrmals täglich die Haare zu waschen. Sie fühlen sich sonst nicht wohl in ihrer »Haut«.

Es gibt im feinstofflichen Bereich jedoch andere Möglichkeiten, sich von abgelagerten Energien zu befreien beziehungsweise sich im Vorfeld davor zu schützen. Mit energetischen Reini-

gungsübungen wird dann das häufige Haarewaschen überflüssig, das Energiefeld wird auf Dauer stabiler und geschützter, was sich wiederum positiv auf die Haarstruktur auswirkt. Solche Übungen machen uns nicht nur innerlich stärker, auch der Körper und die Haarstruktur werden dadurch fester.
Wenn Sie sich in der Begegnung mit anderen Menschen schnell ausgelaugt oder müde fühlen, ist das ein Zeichen dafür, dass Sie zu viele Fremdenergien aufnehmen und Ihr Energiefeld zu offen ist.

Schutzübungen

Bevor Sie anderen Menschen begegnen oder an Orte mit negativen Energien kommen (wie zum Beispiel Krankenhäuser, Bahnhöfe, Kaufhäuser usw.), schließen Sie Ihr Energiefeld. Stellen Sie sich dabei vor, wie Sie von weißem oder goldenem Licht umgeben sind, das Sie vor allen negativen Einflüssen beschützt.
Oder stellen Sie sich vor, dass Sie in einem blauen Ei eingehüllt sind, dessen Spitze nach vorne gerichtet ist und das alle negativen Energien, die auf Sie zukommen, an Ihnen vorbeifließen lässt. (So schützen sich übrigens die Tibeter.)
Sie können auch mit Ihren Händen über Ihre Chakren streifen und sich dabei vorstellen, wie diese und Ihr Energiekörper sich dabei schließen.
Ein besonders guter Schutz ist die Vorstellung, dass Sie sich in einen fünfzackigen Stern einhüllen, dessen Spitze nach oben in den Himmel gerichtet ist. Stellen Sie sich dabei vor, wie Sie die-

sen Stern um Ihren Körper herum aus Licht ziehen, oder unterstützen Sie Ihre Vorstellung mit Ihren Händen.
Wenn Sie darauf achten, dass Ihr Energiefeld immer geschützt ist, und auch darauf vertrauen, dass dies funktioniert, werden Sie und Ihre Haare viel mehr Stand und Stehvermögen haben.

Reinigungsübungen

Die Haare eignen sich besonders gut dazu, sich von angesammelten Energien zu befreien und damit Einfluss auf das ganze Energiesystem zu nehmen.
Strecken Sie als Erstes Ihre Arme zum Himmel und schließen Sie sich an die kosmische Energie an. Sie spüren dabei ein leichtes Kribbeln in Ihren Handflächen oder einen Energiefluss, der sich durch Wärme bemerkbar macht. Wenn Sie das Gefühl haben, dass Sie gut angeschlossen sind, nehmen Sie Ihre Hände als Reinigungsmittel und reinigen damit Ihre Haare. Sie können dabei genauso vorgehen wie beim Haarewaschen, indem Sie zuerst den »energetischen Schmutz« durch Massieren lockern. Hierbei werden Sie das Aufwirbeln der Energie schon deutlich spüren. Es empfiehlt sich, auch die Kopfhaut mit einzubeziehen und diese zu massieren, denn meistens ist sie durch die vielen unnötigen Gedanken, die wir uns tagtäglich machen, sehr verspannt und hart. Wenn die Energie genügend gelockert und aufgewühlt ist, streifen Sie diese mit Ihren Händen aus den Haaren und zwar immer vom Haaransatz, also der Kopfhaut zur Haarspitze hin, weg vom Körper. Von der Stirn beginnend hin zum Hinterkopf, arbeiten

Sie sich weiter vom Nacken nach oben zum Hinterkopf. Sie bewegen sich immer auf den Hinterkopf zu und ziehen von dort nach oben. Stellen Sie sich dabei immer vor, wie die Energie aus dem Kosmos durch Ihre Hände fließt und dabei reinigt.

Machen Sie das so lange, bis Sie sich befreit und »energetisch sauber« fühlen. Sie werden feststellen, wie angenehm sich diese Reinigungsübung auf den ganzen Körper auswirkt. Einigen meiner Klienten gelingt es, sich damit von ihren Rückenschmerzen oder Verspannungen im Körper zu befreien.

Sie können diese Übung auch nur geistig in Ihrem Kopf ausführen und dabei mit Licht arbeiten und reinigen (vgl. Übung »Lichtmeditation«, Seite 187 f.).

Versuchen Sie diese Reinigungsübung jedes Mal dann anzuwenden, wenn Sie bemerken, dass Sie in ein negatives Denkschema über sich, Ihr Aussehen und Ihre Haare geraten.

Das tägliche Ritual

So wie Schönheit und süßer Duft der Lotusblume sich erst entfalten, wenn sie aus dem Schlammwasser aufsteigt und sich der Sonne zuwendet, entwickelt sich unser Leben nur dann in Schönheit, wenn wir die Welt der Maya oder Illusion hinter uns lassen und in der Meditation zu Gott schauen.

Swami Vishnudevananda

Eine positive Einstellung uns und unserem Aussehen gegenüber führt zu positiven Veränderungen am ganzen Körper. Solange wir jedoch von unseren Gedanken hin und her gerissen sind, der Flut von angenehmen und unangenehmen Gefühlen und Erinnerungen unterliegen, wird es uns schwer fallen, diese positive Einstellung zu erlangen und beizubehalten.

Wie bereits erwähnt, zeigt sich bei den Beratungen eher das Gegenteil: Die meisten von uns sind so beschäftigt damit, das Glück in äußeren, vergänglichen Dingen festzumachen, dass sie innerlich keinen Frieden finden können. Ganz im Gegenteil, der Geist wird immer unruhiger, die Wünsche werden größer, was zur Unzufriedenheit mit sich und der Umwelt führt. Erst wenn wir erkennen, dass wir die Quelle der Freude und Kraft in uns tragen, werden wir aufhören, das Glück ständig im Außen zu suchen.

Auf die Haare bezogen trifft das Gleiche zu. Erst dann, wenn wir erkennen, dass schönes Haar nur von innen kommen kann, und wir aufhören, die Zufriedenheit damit durch ständige Veränderungen an ihm zu suchen, wird es sich voll entfalten können.

Um das zu erreichen, ist es sehr hilfreich, die Haare in ein tägliches Ritual einzubeziehen. Dazu eignet sich ein altes, traditionelles Rezept für schöne, gepflegte Haare: »Die einhundert Bürstenstriche am Tag«.

Der natürliche Haartalg wird dabei gleichmäßig vom Ansatz in die Haarspitzen verteilt, die Durchblutung der Kopfhaut wird angeregt und gefördert, die Schuppenschicht der Haare geglättet und versorgt. Hierzu eignet sich am besten eine Bürste aus reinen Naturborsten, die im Fachhandel für einen Preis von ca. 50 bis 100 DM erhältlich ist. Die Qualität der Bürste ist von großer Bedeutung. Denken Sie beim Kauf bitte daran, dass Sie von einer hochwertigen Bürste ein ganzes Leben lang profitieren und diese Ihren Weg zu schönem Haar unterstützt. Es lohnt sich also nicht, daran zu sparen.

Dieses alte, traditionelle Rezept kann man sehr schön mit einem energetischen Ritual verbinden, das täglich angewandt auf den gesamten Organismus eine sehr positive Wirkung zeigen wird.
Übrigens eignet sich dieses Ritual genauso für Männer und sollte nicht nur Frauen vorbehalten bleiben.

Das Abendritual

Der richtige Zeitpunkt für das Abendritual ist unmittelbar vor dem Zubettgehen, wenn Sie alles erledigt haben, was Sie noch tun wollten, Sie ihre Abendtoilette abgeschlossen haben und Sie auf dem Weg ins Schlafzimmer sind. Früher hatte man neben dem Bett ein kleines Tischchen mit einem Spiegel und einen Hocker, um sich die Haare auszubürsten. Sie können dafür aber jeden beliebigen Platz wählen, an dem Sie sich wohl fühlen. Wichtig ist, dass Sie dort ungestört sind und dass es täglich der gleiche Platz ist, an dem Sie »Ihr« Ritual ausführen.
Beginnen Sie mit ein paar tiefen Atemzügen und versuchen Sie zunächst ganz an Ihrem Platz anzukommen. Atmen Sie tief in Ihr Becken, in Ihre Beine und Ihre Füße. Wenn Sie das Gefühl haben, dass Sie gut geerdet sind und fest mit dem Boden verankert, nehmen Sie Ihre Haarbürste, neigen Ihren Kopf leicht nach vorne und fangen an, die Haare auszubürsten: vom Nacken aus zum Hinterkopf, dann von den Kopfseiten hin zum Hinterkopf und schließlich vom Stirnansatz zum Hinterkopf – immer vom äußeren Haaransatz hin zum Hinterkopf.
Lassen Sie mit jedem Bürstenstrich den vergangenen Tag Revue passieren und bürsten Sie das, was Sie erlebt haben und was Sie

beschäftigt und bewegt hat, aus Ihren Haaren heraus. Es empfiehlt sich hierbei, gedanklich mit dem jetzigen Moment zu beginnen und dann Schritt für Schritt bis zum morgendlichen Erwachen zurückzugehen. Sehen Sie sich alles nochmals an und bürsten Sie das Erlebte dann aus dem Haar.
Aus dem Nacken bürsten Sie alle Erlebnisse, durch die der Energiefluss dort ins Stocken geraten ist, was wiederum zu ängstlichen Reaktionen geführt hat. Wenn Sie nicht genau wissen, welche Situationen das waren, oder Ihr Unterbewusstsein diese verborgen hält, lassen Sie die Bilder einfach aufsteigen, während Sie sich vorstellen, wie der Energiefluss durch Ihr Bürsten wieder in Bewegung kommt. Die dazugehörigen Situationen kommen dann ganz von alleine. Achten Sie bitte auch darauf, wie sich das Bürsten positiv auf Verspannungen im Nacken und im Rücken auswirkt.
Das Durchbürsten der Kopfseiten verbinden Sie mit der Reflexion Ihrer emotionalen Reaktionen während des Tages. Wann haben Sie übermäßig reagiert, wann waren Sie erregt, haben sich unnötig aus der Ruhe bringen lassen? Wann haben Sie sich zurückgezogen, sich nicht für Ihre Bedürfnisse eingesetzt oder zu lange mit sich gehadert, sodass keine Möglichkeit mehr gegeben war zu reagieren? Oder wann haben Sie Ihre emotionalen Reaktionen durch den Verstand unterdrückt, waren innerlich »sauer«, haben dies aber nicht nach außen gezeigt? Kurz: Wann waren Sie nicht in Ihrem emotionalen Gleichgewicht?
All diese Erlebnisse bürsten Sie von den Kopfseiten nach oben hin zum Hinterkopf und ziehen die damit verbundenen Energien aus den Haaren.
Dies wird auch auf das Gesicht entspannend wirken, auf die Kiefermuskulatur, die Zähne, das Kinn, den Mund und die Wangen. Festgehaltene Gesichtszüge wie zum Beispiel nach

unten gerichtete Mundwinkel können sich lockern, ungeweinte Tränen fließen, die ganze Gesichtsmuskulatur kann sich entspannen.

Als Nächstes bürsten Sie die Haare vom Stirnansatz zum Hinterkopf. Dabei betrachten Sie innerlich die Situationen, in denen Sie nicht Ihr wahres Gesicht gezeigt haben, Sie nicht zu sich gestanden sind oder Ihren Standpunkt aus irgendwelchen Gründen zu schnell verlassen haben. Wann haben Sie sich innerlich kleiner gemacht oder gefühlt, als Sie sind, nicht Ihrem Alter gemäß gehandelt? In welchen Situationen hatten Sie nicht das volle Vertrauen in sich und in Ihre göttliche Führung? Wie viele unnötige Gedanken haben Sie sich über sich gemacht?

Auch hier werden Sie feststellen, wie angenehm sich das Bürsten auf das Gesicht, besonders auf die obere Gesichtshälfte auswirkt. Die Stirnfalten können entspannen, der Verstand kann loslassen. Mit jedem Bürstenstrich wird es um Ihren Kopf herum leichter werden, und Sie können alles, was Sie gedanklich vielleicht noch festhalten, loslassen und damit ganz zu sich und Ihrer eigenen Energie zurückkehren. Nicht nur um den Kopf herum wird sich dies auswirken, auch der ganze Körper wird von dieser energetischen Befreiung profitieren.

Natürlich sollten Sie nicht nur die negativen Erlebnisse zurückholen und diese verabschieden. Doch ist es ratsam, dies zuerst zu tun, weil diese meist das Positive überdecken. Die positiven Erlebnisse werden häufig als selbstverständlich hingenommen und zu wenig beachtet.

Holen Sie sich aber auch diese Erlebnisse ins Bewusstsein zurück, spüren Sie die Freude und Zufriedenheit, die Ihnen positive Energie gegeben hat. Es können ganz kleine, vordergründig unbedeutende Ereignisse gewesen sein wie zum Beispiel ein Lächeln, ein freundliches Wort, eine Begegnung mit anderen Menschen. Oder das Betrachten eines schönen Bildes, Blumen, Aufenthalte in der Natur oder schöne Musik usw. Holen Sie sich all die positiven Erlebnisse des Tages ins Bewusstsein zurück und verabschieden Sie diese ebenfalls während des Ausbürstens aus den Haaren.

Bürsten Sie Ihre Haare so lange, bis Sie sich nur noch ganz auf diesen Vorgang konzentrieren und Sie geistig mit nichts anderem mehr beschäftigt sind. Sie können dies mit einer inneren Haltung der Dankbarkeit an die Schöpfung und einer Verneigung vor dem Universum unterstützen.

Bedanken Sie sich für die schönen Erlebnisse, ebenso für die nicht so schönen (durch die Sie reifen können), für Ihre Gesundheit, Ihr Aussehen, und dabei auch für ein besonders schönes göttliches Geschenk – für Ihre schönen Haare ...

Die Meditationserfahrenen unter Ihnen werden die Hinführung zum reinen Sein durch dieses Ritual sehr schnell erkannt haben. Nachdem Sie sich energetisch nun von allem Erlebten befreit haben, werden Sie vielleicht noch das Bedürfnis haben, in diesem Zustand, in dem Sie völlig in Ihrer Mitte sind, zu verharren und das Zubettgehen noch etwas hinauszuzögern.

Das Morgenritual

So wie wir die Möglichkeit haben, unsere Haare am Abend in eine energetische Reinigungsübung einzubeziehen, so können wir dies auch am Morgen tun. Zum Wachwerden ist es sehr gut, die Kopfhaut zu massieren und die Haare auszubürsten oder auszustreichen, sich dabei die Träume der vergangenen Nacht und deren Sinn ins Bewusstsein zu holen.

Am Morgen brauchen wir nicht die vergangenen Geschehnisse zu verabschieden und so haben wir Zeit, uns kurz unseren geistigen Einstellungen und Gedanken zu widmen. Welche Ereignisse, die heute auf uns zukommen, beschäftigen uns, und wie ist unsere innere Haltung dazu? Was können wir heute klären, was für uns wichtig ist? Wo möchten wir uns anders verhalten als gewohnt?
Bürsten Sie wieder die Haare in alle Richtungen und reflektieren Sie alle Themen, die Sie an diesem Morgen beschäftigen. Bleiben Sie gedanklich nicht zu lange an einem Thema hängen. Stellen Sie sich vor, wie Sie sich für alles öffnen, was Ihnen an diesem Tag begegnen wird, wie Ihre Antennen zum Universum offen sind für neue Erfahrungen ...

Um vollständig im Körper anzukommen, sei es morgens oder zu anderen Zeiten des Tages, in denen wir nicht ganz bei uns sind oder in denen wir uns überfordert fühlen, empfiehlt sich eine ...

Lichtmeditation

Die Lichtmeditation dient der Harmonisierung der Chakren und des Energiekörpers.
Setzen oder legen Sie sich an einen ruhigen Ort, an dem Sie ungestört sind. Atmen Sie als Erstes einige Male tief ein und aus, richten Sie dabei Ihre Aufmerksamkeit ganz auf Ihren Körper und Ihren Atem. Der Atem soll jede Stelle des Körpers ausfüllen und ruhig und gleichmäßig fließen.

Dann stellen Sie sich einen Lichtkreis oder eine Lichtkugel vor, der beziehungsweise die Ihren Körper ganz einhüllt. Das Licht ist weiß oder goldfarben. Mit jedem Atemzug breitet sich das Licht um Sie herum immer mehr aus, und Sie bitten Ihre geistigen Führer, Helfer oder Meister im Licht, Sie zu beschützen und zu begleiten.

Nun können Sie damit beginnen, das Licht in Ihren Körper fließen zu lassen. Sie beginnen am besten bei den Zehen, dann fließt das Licht in die Füße, Waden, Knie, Oberschenkel bis hoch zum Becken. Energetisch fühlt sich das an wie eine Strumpfhose, die Sie jetzt übergezogen haben. Ist das ganze Becken ausgefüllt mit Lichtenergie, fließt diese weiter in den Bauchraum, Brustraum, in die Wirbelsäule, die Schultern, die Arme, Hände und Finger. Jetzt ist auch der ganze Oberkörper ausgefüllt mit der Lichtenergie, die nun als Nächstes noch den ganzen Kopf ausfüllt und dann über den höchsten Punkt des Kopfes den Körper wieder verlässt. Die Lichtenergie zirkuliert nun durch den ganzen Körper und Sie fühlen die Anbindung an das Universum und die Leichtigkeit des Körpers.

Bleiben Sie so lange in diesem angenehmen und erfüllten Zustand, wie Sie möchten, und kehren Sie dann langsam wieder in Ihren Alltag zurück.

Erdungsübung

Stellen oder setzen Sie sich an einen ruhigen Ort, an dem Sie ca. fünf Minuten ungestört sind. Sehr gut gelingt diese Übung in der Natur, zum Beispiel auf einer Parkbank, unter einem Baum oder auf einer Wiese. Mit etwas Training wird sie auch an jedem anderen Ort gelingen, an dem Sie sich für einige Minuten ausklinken können.

Atmen Sie als Erstes einige Male tief ein und aus. Stellen Sie sich dabei vor, wie jegliche Anspannung im Körper hierbei abfließen kann. Konzentrieren Sie sich als Nächstes auf Ihre Füße und schicken Sie auch Ihren Atem in die Füße, so lange, bis Sie mit Ihrem Atem in der äußersten Zehenspitze angekommen sind. Nun stellen Sie sich Wurzeln vor, Wurzeln, die aus Ihren Füßen tief in den Boden wachsen. Spüren Sie nach, wie fest verwurzelt Sie mit dem Boden sind, wie gut Sie jetzt geerdet sind. Spüren Sie das Kribbeln in den Fußsohlen, das Kribbeln der Energie, die aus dem Boden, aus der Erde kommt, begleitet von einem Gefühl der Dankbarkeit an unsere »Mutter Erde«, die uns trägt und ernährt.

Diese Erdenergie lassen Sie nun in Ihrem Körper aufsteigen. Die Wurzeln nehmen die Energie aus der Erde auf, und sie steigt nach oben durch Ihre Füße, die Waden, die Knie, die Oberschenkel, durch das Becken. Vom Becken aus steigt sie die Wirbelsäule hoch, fließt in die Schultern, in Arme, Hände und Finger. Der ganze Oberkörper wird ausgefüllt mit dieser Erdenergie, zum Schluss auch der Kopf.

Jede Stelle Ihres Körpers ist nun durchflutet mit dieser Erdenergie, und durch ruhiges Atmen können Sie mehr und mehr von dieser kräftigenden Energie aufnehmen. Mit jedem Atem-

zug werden Sie ruhiger und gelassener. Spüren Sie Ihre Kraft und Ihre Stärke und verabschieden Sie innerlich die Situationen, die vorausgegangen sind, mit der Gewissheit, entscheiden zu können, wie Sie reagieren möchten.
Durch diese Übung werden Sie nicht nur Kraft und Ruhe erlangen, Sie werden auch eine Veränderung an Ihrem Aussehen und an Ihren Haaren bemerken. Die Haare, das Gesicht und der Körper haben sich entspannt und Sie können jetzt zurück ins normale Tagesgeschehen mit Ruhe und Gelassenheit, mit Kraft und Konzentration.

Haare und Meditation

Wie wir gesehen haben, sind das Denken und die Einstellung uns selbst gegenüber entscheidend für unseren Haarwuchs, unsere Ausstrahlung und unsere Schönheit.
Der »Königsweg« zu innerer Zufriedenheit ist die Meditation. Wenn Ihnen das zu einfach erscheint, probieren Sie es aus. Nach einiger Zeit werden Sie bemerken, welche Energiereserven in Ihnen noch vorhanden sind, die sich auf den ganzen Körper positiv auswirken.
Gerade in unserer modernen, hektischen Gesellschaft ist es wichtig, regelmäßige Zeiten zu haben, in denen man zur Ruhe kommt und Kraft schöpfen kann. Hier ist die Meditation ein geeignetes Mittel, die richtige Balance zu finden. Immer wenn Sie mit Ihren Haaren unzufrieden sind, denken Sie an diese chinesische Weisheit: *Unsere Haare stehen in Verbindung mit unserer göttlichen Mitte*.

Meditation ist ein Weg, mit seinem wahren Wesen in Kontakt zu kommen und einfach nur zu *sein*. Keine Handlungen, keine Gedanken, keine Gefühle. Einfach nur zu sein, und das ist reine Freude.
Es gibt viele verschiedene Meditationstechniken, doch die Grundregeln sind immer dieselben: entspannt sein, wach sein, urteilslos sein. Das Wichtigste dabei ist regelmäßige Praxis. Machen Sie sich auf die Suche nach der Methode, die Ihrer Persönlichkeit entspricht. Es lohnt sich und wird sich mit Sicherheit positiv an Ihrem Äußeren und an Ihren Haaren zeigen.
Unser Kopf ist der Boden, aus dem die Haare sprießen. Sorgen Sie dafür, dass es ein gesunder Nährboden ohne Giftstoffe wie Sorgen, Kummer, Leid oder negative Gedanken wird.

Die bewusste Ernährung

Auf das Thema Ernährung möchte ich nur sehr kurz eingehen. Es gibt dazu viele sehr gute Bücher auf dem Markt, einige davon habe ich bei den Literaturhinweisen am Ende des Buches genannt.
Jeder Stoffwechsel ist einzigartig und so gibt es auch keine »guten« oder »schlechten« Nahrungsmittel. Alle Nahrungsmittel hinterlassen jedoch ihre Spuren, und diese Spuren sind in den Haaren wieder zu finden. Die Haare zeigen in ihrem Mineralmuster die Überschüsse und die Mangelzustände des Stoffwechsels, des Kreislaufes der Stoffe in unserem Körper, aus denen der Körper seine Zellen aufbaut – auch die Haare. Die richtige Ernährung wird sich also auch an den Haaren zeigen.

Was dem einen gut tut, kann dem anderen schaden. In dem Überangebot von Ernährungsphilosophien ist es heute sehr schwierig geworden, die »richtige« Ernährung zu finden. Wenn Sie für sich die richtige Ernährung herausfinden möchten, empfiehlt sich die Durchführung einer Mineralstoffanalyse über die Haare. Neben Mineralien und Spurenelementen können mit dieser Methode auch Schwermetalle gemessen werden. Sie erhalten dabei Auskunft darüber, wie es um die Harmonie Ihres persönlichen Stoffwechsels steht.

Sehr empfehlenswert ist auch eine Ernährungsberatung nach der traditionellen chinesischen Medizin. Dort wird auch die Funktionsfähigkeit (das Yang oder die Energie) der Organe geprüft und nicht nur auf den physiologischen Nährwert eines Lebensmittels (Yin) geachtet. Die Ernährung richtet sich dabei nach den fünf Elementen und wird auf jeden Einzelnen individuell zugeschnitten. Das Wissen darüber basiert auf dem jahrtausendealten Erfahrungsschatz der chinesischen Medizin.

Allgemein gilt, dass die Ernährung des Menschen und seine geistigen Konzepte und Emotionen in Verbindung zueinander stehen. Wenn wir uns auf den Weg zu uns selbst machen, werden wir am Thema gesunde Ernährung nicht vorbeikommen. Je mehr wir uns selbst schätzen, desto mehr werden wir auch darauf achten, was und wann wir etwas zu uns nehmen. Und wir werden unsere »schlechten« Angewohnheiten wie zum Beispiel Fastfood, Fett, Zucker, Nikotin, Alkohol usw. als Ersatzbefriedigungen entlarven, als Ersatz für die Liebe, die wir uns selbst und auch anderen nicht zukommen lassen.

Die besten Ernährungsberater sind wir also selbst, indem wir die Nahrung der Energie und der Schwingung unseres Körpers anpassen. Je höher das Energieniveau des Körpers ist, desto weniger wird dieser sich mit Nahrungsmitteln mit niedriger Schwingung (ungesunden Nahrungsmitteln) zufrieden geben. Ändern Sie hier eventuelle ungesunde Essgewohnheiten, wird sich das positiv an Ihren Haaren bemerkbar machen.

Gesundes Haar zur ganzheitlichen Gesundheit

Wie wir gesehen haben, gilt auch bei den Haaren: Weniger ist oft mehr. Auf viele Produkte könnten wir verzichten, wenn wir unsere Haare mit einem ganzheitlichen Bewusstsein betrachteten.

Die Versprechungen der Kosmetikindustrie, nach denen Shampoos und Haarpflegeprodukte wahre Wunder wirken, können meist nicht gehalten werden. So ist es nicht verwunderlich, dass immer mehr Menschen ihre Haarpflegeprodukte selbst herstellen und auf Naturprodukte zurückgreifen. Wenn Sie im Vorfeld Haarschädigungen verhindern, müssen Sie diese hinterher nicht reparieren.

Ein normales gesundes Haar neigt weder zu Trockenheit oder übermäßigem Nachfetten, noch ist es schwer frisierbar, brüchig oder widerspenstig. Sie brauchen also nur Wasser, ein mild pflegendes Shampoo, eventuell eine Haarkur und regelmäßige Streicheleinheiten. Besonders gut zur Pflege eignen sich natürliche Öle. Verzichten Sie aber auf alles, was die Struktur austrocknet oder verklebt.

Wenn Sie Ihre Haare aus Zeitgründen zum Trocknen föhnen wollen, achten Sie bitte auf die Temperatur. Heißes Föhnen oder Umformung durch Hitze schädigt die Haarstruktur.

Wie in diesem Buch beschrieben, geben unsere Haare Auskunft über den allgemeinen Gesundheitszustand, über das Energieniveau, über die Persönlichkeit und über psychische Konflikte. So eignen sich die Haare ganz besonders zur Selbstentwicklung und Selbstheilung. Ich spreche ganz bewusst von Selbstheilung, denn eine Aussöhnung mit unseren Haaren ist ein Aussöhnen mit uns selbst. Wir können über die Haare energetisch den ganzen Organismus beeinflussen – physisch und psychisch. Wir können den Energiekörper positiv unterstützen und aktivieren, genauso jedoch auch schwächen und negativ beeinflussen. Leider können noch zu wenig Menschen ihr eigenes Energiefeld spüren, doch die Sensibilisierung dafür steigt in der Bevölkerung.
In der täglichen Praxis durfte ich in den letzten Jahren viele »kleine Wunder« miterleben, die bei den Haaren möglich sind. Ich habe unter anderem erlebt, wie graue Haare wieder ihre Naturfarbe zurückerhalten, Haarausfall stoppt und neue Haare nachwachsen, dünne Haare kräftig und standfest werden, glatte Haare Wellen oder Locken bekommen, Hautprobleme abheilen, Nervenleiden, Nervosität und Unruhe verschwinden usw. Diese »kleinen Wunder« geschehen, wenn der Mensch wieder zu sich und in seine Energie kommt.
Wichtig ist, die unbewusste innere Motivation für äußere Veränderungen zu erkennen. Können wir uns im Innersten so annehmen, wie wir sind, dann können wir das auch äußerlich und brauchen uns dort nicht zu verändern. Damit ist schon die Hauptarbeit geleistet. Der innere Friede mit uns wird sich an

unserem Aussehen, unserer Ausstrahlung und an unseren Haaren positiv zeigen.
Äußerlich können wir noch zwei wichtige Dinge dazu beitragen:

1. *Der Gesundheitszustand der Haare* ist entscheidender, als wir denken. Geschädigtes Haar hat negative Auswirkungen auf den ganzen Organismus, das Energiefeld bekommt so genannte Löcher, wir sind ungeschützter und anfälliger für äußere Einflüsse. Wenn wir auf die Gesunderhaltung der Haare achten, unterstützen wir dadurch auch unsere innere Entwicklung und unser seelisches Gleichgewicht.
2. *Die Form der Haare* beeinflusst den Energiefluss positiv oder negativ. Es gibt Frisurformen beziehungsweise Haarschnitte, die energetisch sehr wirkungsvoll sind. Unterstützende Formen sind solche, die nicht nur dem Energiefluss im Körper angeglichen sind, diesen aktivieren und begleiten, sondern auch optisch als die schöneren Formen gesehen werden können. Man kann über die Form der Haare den Energiefluss aber auch einschränken oder blockieren. Erkennbar ist das dann über ungünstig gesetzte Schwerpunkte der Frisuren, die nicht zu den Gesichtsformen passen (siehe hierzu die Grafiken auf den Seiten 150 f.).

Nun hoffe ich, dass ich Ihnen einige Möglichkeiten der Haarveränderung näher bringen konnte. Ich wünsche Ihnen viel Freude, Glück und Zufriedenheit mit sich, Ihren Haaren und Ihrem Aussehen. Und sollten Sie irgendwann einmal mit Ihren Haaren unzufrieden sein, schieben Sie es bitte nicht auf die Haare. Machen Sie sich die Mühe, die wahren Gründe der Unzufriedenheit herauszufinden, und versuchen Sie diese an der Wurzel anzupacken ...

Besonderen Dank möchte ich allen meinen Klienten aussprechen, die den Mut hatten, ihre Gewohnheiten zu verlassen, und die Bereitschaft, neue Wege mit ihren Haaren zu beschreiten. Nur durch sie ist es mir möglich gewesen, diese wunderbaren Entdeckungen zu machen und meine Sichtweise über unsere Haare zu entwickeln. Noch vor wenigen Jahren hätte ich es nicht für möglich gehalten, dass Veränderungen an unserem Körper, wie ich sie in diesem Buch beschrieben habe, möglich sind, wenn wir diesen nicht mehr durch unsere Einstellungen und Denkschemen begrenzen. Ich wünsche mir, dass viele Menschen diese Entdeckungen an sich machen können und zu einer ganzheitlichen Sichtweise kommen. Die Schönheit, Lebendigkeit und Freude, die in uns allen vorhanden sind, sollen nach außen treten dürfen und sich in voller Entfaltung zeigen können.

Literaturhinweise

Akerberg, Katja: *Die Akerberg-Methode. Die neue sanfte Medizin. Mehr Gesundheit durch individuelle Ernährung*, München 1995

Asgodom, Sabine: *Erfolg ist sexy! Die weibliche Formel für mehr Lust im Beruf*, München, 2. Aufl. 1999

Dies.: *Greif nach den Sternen! Die 24 Erfolgsgeheimnisse für Glück, Geld und Gesundheit*, München 2001

Boyesen, Gerda: *Über den Körper die Seele heilen. Biodynamische Psychologie und Psychotherapie. Eine Einführung*, München, 8. Aufl. 1997

Boyesen, Gerda u. Mona L.: *Biodynamik des Lebens. Die Gerda Boyesen Methode – Grundlage der biodynamischen Psychologie*, Essen, 3. Aufl. 1994

Carrington, Patricia: *Das große Buch der Meditation. Das erste Kompendium sämtlicher Meditationsarten*, Bern/München 1999

Dahlke, Rüdiger: *Krankheit als Symbol. Ein Handbuch der Psychosomatik – Symptome, Be-Deutung, Einlösung*, München 1996

Ders.: *Lebenskrisen als Entwicklungschancen*, München 1995

Dethlefsen, Thorwald u. Dahlke, Rüdiger: *Krankheit als Weg. Deutung und Be-Deutung der Krankheitsbilder*, München 1992

Diamond, Harvey u. Marilyn: *Fit fürs Leben 1 und 2*, München 1998

Dychtwald, Ken: *Körperbewußtsein. Eine Synthese der östlichen & westlichen Wege zu Selbst-Wahrnehmung, Gesundheit & persönlichem Wachstum*, Essen, 7. Aufl. 1996

Eggetsberger, Gerhard H.: *Geheime Lebensenergien. PcE. Das Trainingsprogramm für mehr Lebenskraft, Gesundheit und Spiritualität*, Wien 1996

Elmadfa, Ibrahim u. Fritzsche, Doris: *Die große GU Vitamin- und Mineralstoff-Tabelle*, München, 2. Aufl. 1999

Gutjahr, Ilse: *Die vitalstoffreiche Vollwertkost nach Dr. M. O. Bruker*, München 1999

Keleman, Stanley: *Verkörperte Gefühle. Der anatomische Ursprung unserer Erfahrungen und Einstellungen*, München, 3. Aufl. 1999

Kurtz, Ron u. Prestera, Hector: *Botschaften des Körpers. Bodyreading: ein illustrierter Leitfaden*, München, 8. Aufl. 1997

Lindemann, Hannes: *Autogenes Training. Der bewährte Weg zur Entspannung*, München 1999

Lowen, Alexander: *Angst vor dem Leben. Über den Ursprung seelischen Leidens und seine Überwindung*, München 1994

Ders.: *Körperausdruck und Persönlichkeit*, München o.J.

Lowen, Alexander u. Leslie: *Bioenergetik für jeden. Das vollständige Übungshandbuch*, München 2000

Osho Bhagwan: *Meditation: Die erste und letzte Freiheit. Ein Handbuch der Meditation*, Köln 1991

Rauch-Petz, Gisela: *So heilt Gemüse. Essen Sie sich gesund*, München 2000

Ringel, Erwin: *Selbstschädigung durch Neurose. Psychotherapeutische Wege zur Selbstverwirklichung*, Frankurt/M. 1997

Rosenberg, Jack L., Rand, Marjorie L. u. Asay, Diane: *Körper, Selbst & Seele. Ein Weg zur Integration*, Paderborn 1996

Sharamon, Shalila u. Baginski, Bodo J.: *Das Chakra-Handbuch. Vom grundlegenden Verständnis zur praktischen Anwendung*, Aitrang, 45. Aufl. 2000

Dies.: *Reiki. Universale Lebensenergie zur ganzheitlichen Behandlung*, Essen, 14. Aufl. 1996

Sivananda Yoga Zentrum: *Yoga für alle Lebensstufen* (erhältlich über das Sivananda Yoga Zentrum München, Tel.: 0 89 / 52 44 76)

Temelie, Barbara: *Ernährung nach den fünf Elementen. Wie Sie mit Freude und Genuß Ihre Gesundheit, Liebes- und Lebenskraft stärken*, Sulzberg, 21., überarb. Aufl. 1999

Vishnudevananda, Swami: *Das große illustrierte Yoga-Buch*, Braunschweig, 6. Aufl. 1997

Vollmar, Klausbernd: *Das Arbeitsbuch zu den Chakras*, Amsterdam 1997